Schlafratgeber

Dr. Ruediger
Dahlke

Schlaf-ratgeber

Einschlafen, Durchschlafen, Ausschlafen

INTEGRAL

Herausgegeben von Christine Stecher

Hinweis

Das vorliegende Werk ist eine gekürzte Fassung des 2005 erschienenen Buches von Ruediger Dahlke *Schlaf – die bessere Hälfte des Lebens. Sleeping Wellness für moderne Menschen.*

Integral Verlag
Integral ist ein Verlag der Verlagsgruppe Random House GmbH

ISBN 3-7787-9156-7

1. Auflage 2005

Einbandgestaltung: Designerei Hamburg
unter Verwendung einer Illustration der
Corbis Bildagentur, Düsseldorf
Gesetzt aus der Stone Sans, 10,5/14,1 pt
bei Christine Roithner Verlagsservice, Breitenaich
Druck und Bindung: GGP Media GmbH, Pößneck

Inhalt

ANHANG

Energiequelle Schlaf

Wir verfügen in aller Regel über große Kraftreserven – wir müssen nur erkennen, wo sie versteckt sind und wie wir sie nutzbar machen können. Neben Atemluft, Trinkwasser und Lebensmitteln ist der Schlaf die elementarste Quelle für Gesundheit, Regeneration und Wohlbefinden. Der Schlaf kann, wenn er einer sanften Einladung folgt, außerdem etwas wundervoll Beschwingtes in unser Leben bringen und der dunklen Seite unserer Existenz besondere Bedeutung verleihen. Wenn er uns mitnimmt, uns sanft in sein Reich entführt, ist auf seinen und den Schwingen der Träume gut reisen.
Allerdings machen viele die Erfahrung, dass der gute, erholsame Schlaf weder käuflich noch zu erzwingen ist. Dazu muss man wissen, dass die Nacht und der Schlaf dem weiblichen Pol der Wirklichkeit unterstehen. In diesem Reich kann man lediglich anbahnen, geschehen lassen und sich den natürlichen Abläufen und Rhythmen anpassen und fügen.

Krankheit vorbeugen, Heilung fördern

Es lohnt sich, für eine ungestörte Nachtruhe viel zu investieren. Wer gesund bleiben und vorzeitigen Alterungsprozessen vorbeugen will, muss dem Organismus

genug Zeit einräumen, damit er sich regenerieren und entstandene Schäden wieder ausgleichen kann.
Die Tatsache, dass wir in jeder Sekunde zehn Millionen Körperzellen abbauen, bedeutet, dass wir als Erwachsene in jeder Sekunde auch zehn Millionen wieder aufbauen müssen, Heranwachsende noch viel mehr. Alles spricht dafür, dass diese notwendige Regeneration vor allem in der Ruhe, also über Nacht stattfindet, wie überhaupt alle systemerhaltenden Maßnahmen.
Der Körper ist generell so organisiert, dass die aktiven, nach außen gerichteten Aktionen unter dem Einfluss des archetypisch männlichen sympathischen Nervensystems stehen, während die Tätigkeiten, die nach innen auf Selbst- und Arterhaltung zielen, dem archetypisch weiblichen parasympathischen Nervensystem unterstehen. Jede Reparatur erfolgt unter der Oberhoheit des parasympathischen Systems und findet in Ruhezeiten, also besonders in der Nacht statt. So wird der Schlaf auch zur Therapie für viele Symptombilder.
Ausreichender Schlaf wirkt außerdem bei Zivilisationskrankheiten wie Übergewicht und Bluthochdruck vorbeugend. Er stärkt das Immunsystem, indem er die Bildung von Antikörpern fördert und die Blutzuckerregulation verbessert. Insgesamt steigt mit ausreichend gutem Schlaf die körperliche Abwehrbereitschaft sowie die Fähigkeit, sich seiner Haut auch im übertragenen Sinn zu wehren. Bei Schlafentzug wird der Organismus sogleich anfällig für Infektionen. Da Schlafentzug alle möglichen Entgleisungen des Stoffwechsels, die an Diabetes erinnern, nach sich zieht, ist zudem davon auszugehen, dass ausreichender Schlaf auf all diese Fließ-

gleichgewichte einen stabilisierenden Effekt hat. Außerdem treten bei Schlafentzug Sehstörungen auf, was darauf schließen lässt, dass sich schlafend auch die Augen erholen und wir genügend Schlaf brauchen, wenn wir den Durchblick bewahren möchten.
Überhaupt zeigen uns all die bei Schlafentzug auftretenden Probleme auf ihrer Kehrseite, was der Schlaf – so er bezüglich Quantität und Qualität ausreichend ist – für uns leistet und was er uns damit alles erspart. Schlafentzug reduziert drastisch die Konzentrationsfähigkeit, wodurch das Unfallrisiko erheblich steigt. Außerdem werden die solcherart am Schlaf Gehinderten mürrisch, oft auch melancholisch bis depressiv und fangen nicht selten an zu zittern. Daraus lässt sich schließen, dass ausreichender Schlaf unsere Stimmung hochhält, das Nervensystem regeneriert und seine Ordnung erhält. Gleichermaßen wird auch das Blutsystem durch Schlafen in Balance gehalten, denn Schlafentzug führt zu Blutdruckkrisen – was sich als niedriger oder als Hochdruck zeigt.
Eigentlich wussten Menschen wohl immer, wie heilsam Schlaf ist. Im Schlaf wird am wenigsten Energie benötigt; somit steht genügend Kraft für Regenerationsprozesse zur Verfügung. Auch wird im Schlaf unter anderem ein Anstieg von Interleukinen, das sind von Zellen gebildete Kommunikationsproteine, beobachtet. Sie nehmen nachts im Schlaf vermehrt den Kampf mit Erregern auf. Dies ist einer der Gründe für den heute üblichen Einsatz von Heilschlaf, für das künstliche Koma. Ausgehend von der Erfahrung, dass sich der Organismus im tiefen Schlaf am besten regenerieren kann, werden Schwerkranke oder Schwerverletzte in einen medika-

mentös ausgelösten Tiefschlaf versetzt. Das künstliche Koma zeigt auf seine Art die großen Heilungskräfte, die im Schlaf frei werden, wenn er tief genug ist und nicht gestört wird.
Der Schlaf als natürlicher Mittler zwischen der Aktivität des vergangenen und der des kommenden Tages kann darüber hinaus helfen, die eigene Mitte wiederzufinden. Schlaf ist auch aus schulmedizinischer Sicht der einfachste und wirkungsvollste Ausgleichfaktor für einen aus der Balance geratenen Menschen. Guter Schlaf ist in diesem Sinne eine ausgezeichnete Basis für Neuanfänge. Aus der Frische regenerierter Kraft gelangen wir zu einem Zustand, in dem man sich selbst und der Welt schon am Morgen gewogen ist.

»Anti-Aging«

Der Schlaf dient auch als Jungbrunnen. In diesem Zusammenhang ist das Hormon Melatonin von Bedeutung. Es hilft, vorzeitige Alterungsprozesse zu verhindern. Melatonin ist ein natürliches körpereigenes Schlafmittel und ein Baustein für gute Gesundheit. Nur wenn es dunkel ist, wird dieser wertvolle Stoff von der Zirbeldrüse (Epiphyse) ins Blut ausgeschüttet. Guter Schlaf im tiefen Dunkel der Nacht steigert die Melatoninproduktion. Ein ausreichend hoher Melatoninspiegel sichert seinerseits wiederum tiefen Schlaf. Ab einer Lichtstärke von 2000 Lux wird die Ausschüttung von Melatonin allerdings vermindert, ab 20 000 Lux massiv beeinträchtigt.

Über seine schlafspezifische Wirkung hinaus ist Melatonin ein wirksames Antioxidans. Es steigert die Abwehrkraft und hemmt bestimmte Tumore. Im Übrigen scheint das Melatonin der Chef unter den Hormonen zu sein und deren Ausschüttung zu verringern. Auf diese Weise sorgt es für eine hormonelle Ruhe während der Nacht. Während des ungestörten Schlafs kann das Melatonin seine Schutzfunktionen entfalten. Wenn die Melatoninproduktion durch Störungen der Nachtruhe reduziert wird, kann dies – auf dem Boden entsprechender seelischer Muster wie in meinem Buch *Krankheit als Sprache der Seele* beschrieben – das Krebswachstum anregen.
Von Bedeutung für Verjüngungseffekte ist auch, dass sich die Haut während des Schlafes sichtbar erholt. Auf Grund der besseren Durchblutung erscheint sie rosiger, fühlt sich glatt und seidig an – und wirkt ein wenig praller und damit optisch jünger. Das frischere Aussehen hat damit zu tun, dass sich nachts der Flüssigkeitsspiegel in den Zellen wieder einpendelt. Da dies auch für die Zellverbände des subkutanen oder Unterhautfettgewebes gilt, zeigt sich der Effekt an der Haut besonders deutlich. Im wahrsten Sinne des Wortes wird beim Schlafen aufgetankt – mit Sicherheit Energie, aber eben auch Wasser. Der alte Ausdruck Schönheitsschlaf bekommt dadurch sogar eine wissenschaftliche Basis.

Sobald wir in Tiefschlafphasen gelangen, wird zusätzlich die Hirnanhangsdrüse (Hypophyse) aktiv und schüttet aus ihrem Füllhorn reichlich Wachstumshormon (HGH – Human Growth Hormone) aus. Es ist der Grund dafür, dass Kinder praktisch nur über Nacht wachsen. Bei alten Menschen bringt es anstelle von Wachstum Regenerationsprozesse in Gang. Unter dem Einfluss von Wachstumshormon fühlen wir uns nachts ausgesprochen gut, und hier liegt wohl auch eine weitere Erklärung für die Jungbrunnenqualität des Schlafes.

Zeiten der Regeneration sind also mit Wachstum verbunden, und zwar äußerlich und innerlich. Anders ausgedrückt: Solange wie bei Kindern körperliches Wachstum gefordert ist, wird das Hormon in diese Richtung zielen. Sind dann nach der Pubertät die Wachstumsfugen der Knochen geschlossen, sorgt es für Reparaturprozesse im Körperlichen und für Entwicklungsprozesse im Seelischen, die jeweils mit der entsprechenden Aufbruchstimmung verbunden sind.

Die Fähigkeit des HGH, Wachstum auf allen Ebenen anzuregen, geht physiologisch wahrscheinlich auf den nachweisbaren Effekt zurück, dass es die Kommunikation der Nervenzellen verbessert. Mein Audioprogramm *Schlaf – die bessere Hälfte der Nacht* nutzt die Tatsache der vermehrten Ausschüttung von HGH im Schlaf, wenn es wesentliche seelische Themen, die auf Verarbeitung drängen, anregt, und geradezu für die Nacht heraufbeschwört. Für eine erfolgreiche seelische Entwicklung scheint HGH ein entscheidender Faktor zu sein.

Bei jeder Muskelerschlaffung, wie sie im Schlaf auftritt, können sich die Blutgefäße erweitern, was sowohl den Schlackenabtransport als auch die Anlieferung von Nährstoffen und Energieträgern fördert. Der Wechsel zwischen sanfter Bewegung und entspannter Ruhe, wie er im Schlaf mit seinen vielen Lageänderungen auftritt, ist hierfür ideal.

Die Muskeln brauchen ebenfalls dringend Schlafphasen, um sich zu regenerieren, wie die meisten Leistungssportler aus Erfahrung wissen. Muskeln wachsen außerdem wie alles andere nur im Schlaf. Weder wird ein Herz-Kreislauf-System auf der Laufstrecke noch irgendein anderes Muskelsystem im Fitnessstudio stärker, dort werden lediglich Voraussetzungen und Herausforderungen geschaffen. Erst im darauf folgenden Schlaf nimmt der Organismus die notwendigen Einstellungen an die gestiegenen Anforderungen vor.

Für die Wirbelsäule ist es überlebenswichtig, dass wir uns zum Schlafen in die Horizontale – in ein gutes Bett – begeben. Deshalb wäre auch der Mittagsschlaf für sie so besonders wichtig. Das Wechselspiel von sanfter Bewegung und optimaler Druckentlastung im Schlaf ist auch für alle anderen Bereiche des Bewegungsapparates eine allnächtliche Wohltat.

Neben den Muskeln und Bandscheiben profitieren die Gelenkknorpel davon. Besonders Strukturen wie die Bandscheiben und die Gelenkknorpel sind darauf angewiesen, da sie mangels Durchblutung nur über Diffusion, also das Einsickern von Körperwasser, ernährt

werden können, was fast nur im entspannten Liegen möglich ist.
Bezüglich der Osteoporose besteht der beste Schutz in ausreichender Bewegung, weil dadurch das Knochengerüst gefordert bleibt und ein stetiger Anreiz zu seinem Um- und Aufbau daraus erwächst. Schlaf auf einer guten Basis verschafft eine nächtliche Mobilisation, die immer noch zu wenig geschätzt wird. Dazu muss man verstehen, dass der Mensch bis in den Schlaf hinein ein Bewegungswesen ist und sein System am besten über kleine Bewegungen stabilisieren kann. Durch die vielen sinnvollen Schlafbewegungen wird nicht nur die Wirbelsäule ständig leicht in ihrer Lage verändert, wodurch sich ihre Ernährung und Regeneration verbessert. Auch geistig-seelisch bleibt der Mensch die ganze Nacht über in Bewegung.

Was Sie über gesunden Schlaf wissen müssen

Es ist nicht zuträglich, die Nacht zum Tag zu machen. Allerdings braucht jeder Mensch unterschiedlich viel Schlaf. Aber immer trifft man auf spezielle Phasen der Erholung im Tief- und Traumschlaf, die unser Organismus durchläuft. Über die so genannte Schlafarchitektur weiß man mittlerweile, dass wir in der ersten Nachthälfte mehr Zeit im Tiefschlaf verbringen, in der zweiten mehr in leichteren Schlafphasen und im Traumschlaf.

In Schlaf sinken

Der Prozess des Einschlafens ist über das Bild der Bündelung von Energien oder von Aufmerksamkeit gut zu verstehen. Jeder hat schon erlebt, wie er zum Beispiel beim Lesen müde wurde. Kurz bevor die Augen zufallen, verengt sich das Bewusstsein eigenartig. Der Blick wird starr, und man erfasst die Bedeutung der Buchstaben nicht mehr, weil man schon auf eine tiefere Ebene gesunken ist. Geradezu zwingend kommt es jetzt zum Einschlafen.
Einschlafen ist also nichts anderes, als in Trance zu gehen. Jeder besitzt diese Fähigkeit – sogar schon vor der Geburt, denn auch das Ungeborene schläft ja bereits im Mutterleib. Es gibt verschiedene Hilfsmittel und Strate-

gien, um diesen Trancezustand schnell zu erreichen. Ab Seite 70 sind einige aufgelistet.
Was geschieht, wenn wir schließlich in Schlaf gesunken sind? Wohin reist unser Bewusstsein?
Bezüglich des Bewusstseins sind wahrscheinlich die verlässlichsten Ergebnisse dort zu finden, wo man sich seit Jahrhunderten, wenn nicht Jahrtausenden dafür interessiert: im Osten mit seinen großen hinduistischen und buddhistischen Traditionen. Dort geht man davon aus, dass es ein allumfassendes Bewusstsein gibt, das die Buddhisten mit Buddha-Bewusstsein umschreiben. Wer zu diesem Bewusstsein erwacht, erkennt und erfährt alles in dieser Welt als ungetrennt und verbunden.
Es scheint so zu sein, dass wir diesem Zustand über die Tiefschlafphase der Nacht am nächsten kommen. Würden wir es schaffen, hier das Bewusstsein aufrechtzuerhalten, wären wir schon mitten in der Glückseligkeit. Die Aussagen von buddhistischen Zen-Meistern und anderen verwirklichten Menschen, dass in diesem Meer tiefster Ruhe, in der größten Tiefe des Bewusstseins eine unglaublich kraftvolle Entwicklungs- und Heilenergie schlummert, lassen folglich die Tiefschlafphase in einem neuen, ungleich bedeutenderen Licht erscheinen.
Die Wissenschaft misst in dieser Schlafphase tatsächlich die höchste Ausschüttung von Wachstumshormon. So ist es verständlich, dass wir uns einen Ausfall der Tiefschlafphase am wenigsten leisten können. Die Natur hat es wohl deshalb auch so eingerichtet, dass die Tiefschlafphasen gleich in der ersten Nachthälfte einsetzen. Demgegenüber ist sogar das seelische Verarbeiten, das in den Traumzuständen der REM-Phasen geschieht,

nachrangig. Sie sind durch schnelle Augenbewegungen (Rapid Eye Movements – REM) und erhöhte Atem- wie Herzfrequenz gekennzeichnet. Man weiß inzwischen, dass das Gehirn in der REM-Phase aktiver als im Wachzustand ist und auch deutlich mehr Energie (Sauerstoff und Glukose) verbraucht. Es ist die Phase der typischen Träume. Wenn man Menschen jetzt weckt, geben sie zu über achtzig Prozent an, geträumt zu haben. Zwar gibt es auch in den anderen Schlafphasen geistige Aktivität und Bildeindrücke, zum Beispiel schon beim Einschlafen, aber sie sind weniger zusammenhängend oder treten überhaupt mehr als Gedankenfetzen und nicht als Bilder auf. Lebendige Bildergeschichten mit einem Handlungsstrang entwickeln sich nur in den REM-Phasen.
Im REM-Schlaf erschlaffen im Idealfall die Muskeln der Skelettmuskulatur so weitgehend, dass man vollkommen entspannt liegt. Die meisten Grundfunktionen bleiben im Schlaf allerdings erhalten, zum Beispiel auch die Bewegung. So verändert ein normaler Schläfer seine Position jede Nacht zwischen zwanzig und sechzig Mal. Geschieht es noch öfter, spricht man von unruhigem Schlaf. Geschieht es viel weniger, kann das auf eine gewisse Starrheit hindeuten.

Die Phasen von Ruhe und Aktivität

Die Gehirnwellen-Muster geben Aufschluss über Entspannungszustände. Die erste Hälfte des Nachtschlafes dient demnach vorrangig der körperlichen Regeneration (Tiefschlaf), die zweite der seelischen Integration (REM-

Schlaf). Schlafforscher unterscheiden noch genauer und identifizieren vier vom menschlichen Gehirn erzeugte Bewusstseins- und Regenerationsphasen. In der Einschlafphase gehen die vergleichsweise hektischen Beta-Wellen (13 bis 30 Hertz) des Wachbewusstseins in die ruhigeren Alpha-Wellen (8 bis 12 Hertz) der Entspannungsphase über. Darauf treten die noch langsameren Theta-Wellen (4 bis 7 Hertz) auf, bis schließlich mit den Delta-Wellen (1 bis 3 Hertz) der Tiefschlaf erreicht ist. Diese Reihenfolge kehrt sich dann wieder um, und erst nach etwa neunzig Minuten wird die REM-Phase erreicht, die von den Wellenmustern wieder sehr weitgehend dem Wachbewusstsein gleicht. Insgesamt durchlaufen wir vier bis fünf Schlafphasen von jeweils etwa neunzig Minuten Dauer. Dieses grundsätzliche Muster einer Berg- und Talfahrt gibt jedoch nur das grobe Bild wieder. Das persönliche Schlafprofil ist stets feiner modelliert.
Die meisten Erwachsenen schwingen jedoch nicht nur in der Nacht in einem 90-Minuten-Rhythmus. Er zieht sich vielmehr durch die 24 Stunden des Tages und wird lediglich in der Nacht besonders deutlich. Am Höhepunkt dieses Rhythmus ist man besonders gut in Form, an seinem Ende müde. So ist es vielen ein natürliches Bedürfnis, alle neunzig Minuten eine Pause zu machen, etwas zu essen oder auszuruhen. Die Zigaretten- oder Kaffeepause alle anderthalb Stunden wäre bereits als ein Ankämpfen gegen den eigenen Rhythmus zu werten. Wer Müdigkeit mit Naschen oder einer kleinen (überflüssigen) Mahlzeit überspielt, obwohl er Regeneration und Ruhe benötigt, wird auf Dauer übergewichtig und ruhelos in einem Regenerationsdefizit landen. Ein klei-

nes Nickerchen nach anderthalb Stunden ist dagegen natürlich und gesund, und im Alter verlangt der Körper immer dringlicher nach diesen Ruhepausen.
Während des Nachtschlafes laufen die beschriebenen Rhythmen weiter, allerdings mit anderen Konsequenzen. In der Mitte des Zyklus sinkt man besonders tief in den Schlaf, eben in die Tiefschlafphase. Gegen Ende folgt die eher oberflächliche Traumphase. Lediglich die erste Schlafphase dürfte bei vielen kürzer sein und auf eine gute Stunde hinauslaufen, was sich aber über die gesamten 24 Stunden wieder auszugleichen scheint. All das ist ausgesprochen wichtig für das Aufwachen. Klingelt der Wecker, während man sich in einer Tiefschlafphase befindet, erwacht man mit einem zerschlagenen Gefühl. In der Traumphase ist das Erwachen dagegen angenehm und mit einem erfrischten Gefühl des Ausgeschlafenseins verbunden. Wer den Wecker so stellt, dass er nach sieben Stunden klingelt, hat viel bessere Chancen auf ein munteres Erwachen und einen entsprechend guten Tag als derjenige, der sich noch eine halbe Stunde mehr gönnt und nach siebeneinhalb Stunden aus dem Schlaf geholt wird.
Gesteuert wird der Schlaf von einer Art innerer Uhr, die ihr Zentrum im Gehirn hat und den Schlaf-Wach-Rhythmus vorgibt. Sie lässt sich nicht leicht verstellen, auch wenn dies bei Schlafstörungen den Anschein haben mag. Tatsache ist, dass sich der Organismus zum Beispiel nie wirklich an Nachtarbeit gewöhnt. Der Ersatzschlaf am Tag bleibt oberflächlicher und kürzer.
Zur Frage, wie viel Schlaf der Mensch braucht, gibt es einige Theorien, die auch zunehmend wissenschaftlich

erhärtet werden. Grundsätzlich sind die Menschen verschiedenen Schlaftypen zuzuordnen, ähnlich wie es verschiedene Ernährungstypen gibt.
Die meisten Menschen fühlen sich mit sieben bis acht Stunden Nachtschlaf am wohlsten. Untersuchungen haben jedoch ergeben, dass viele dieses für sie notwendige Maß an Schlaf nicht mehr erreichen. Der Wecker holt sie morgens aus dem Schlummer, bevor der Organismus auf natürliche Weise ausgeschlafen hat. Viele fühlen sich nicht mehr wohl, wenn ihre Nachtruhe weniger als sechs Stunden beträgt. Einige Untersuchungen lassen vermuten, dass zehn Stunden Schlaf die Obergrenze sind; mehr Schlaf wäre für einen Erwachsenen nicht sinnvoll. Für Kinder scheinen zehn bis elf Stunden Schlaf günstig zu sein, wobei es wie bei den Erwachsenen ebenfalls verschiedene Typen und Schlafbedürfnisse gibt. Vielleicht ist das Schlafmuster einer relativ kurzen Nachtruhe und mehrerer Nickerchen während des Tages, die sich um eine halbe Stunde Mittagsschlaf gruppieren, für manche das geeignete Rezept. Beim Schlaf geht es vor allem um Qualität und nur in zweiter Linie um Quantität.

Schlaf vor Mitternacht

Hinsichtlich der Qualität des Schlafes ist der Schlaf vor Mitternacht ein beliebtes Thema. Ihm wurde schon immer nachgesagt, dass er besonders erfrischend und belebend sei, was die Schulmedizin lange belächelte. Bestimmte medizinische Fakten stützen jedoch diese alte Vorstellung. Gegen 3 Uhr in der Nacht endet die Ausschüttung des Wachstumshormons, das für viele der ans Wunderbare grenzenden Regenerationswirkungen des Schlafes verantwortlich sein dürfte. Ab 3 Uhr stellt der Organismus hormonell langsam von Nacht auf Tag um. Damit beginnt bereits zu dieser frühen Stunde die Ausschüttung des körpereigenen Kortisons, das eher für Unruhe und Aktivität sorgt und zur Stresskonfrontation gebraucht wird. Die Hormonquellen der Regeneration und Erneuerung sprudeln dagegen im frühen Schlaf vor Mitternacht am kräftigsten. Interessanterweise gilt das für Nachteulen genauso wie für Morgenmenschen. Nachtmenschen könnten durch eine Umstellung also viel gewinnen.

Erfahrungen mit dem so genannten Naturschlaf scheinen diese Annahme zu stützen. Wer um 20 Uhr zu Bett geht, braucht bei gleichem Regenerationsergebnis insgesamt deutlich weniger Schlaf. Er wird schon bald nach Mitternacht wieder wach und hätte nun viel Zeit, sein Tagewerk mitten in der Nacht zu verrichten. Die Erklärung für das Phänomen liegt wohl in dem natürlichen, über Jahrmillionen erprobten und eingefahrenen Rhythmus, der *natürlich* seine Vorteile hat. In alten Zeiten haben die Menschen sich mit Sicherheit in ihrem Lebensablauf an den Rhythmen der Natur orientiert, wie wir es heute noch bei allen freilebenden Tieren, aber auch bei den archaischen Völkern sehen. Wer in Analogien und Rhythmen zu denken gelernt hat, wird erkennen, dass der Naturschlaf große Vorteile hat und sich auf dem Land bis heute bewährt. Allerdings bringt er bei modernen Menschen oft soziale Probleme mit sich.

Weitere bemerkenswerte Hinweise zur Schlafqualität gewinnen wir durch das alte chinesische Wissen um Gesetzmäßigkeiten in den Körperfunktionen, die so genannte Organuhr. Demnach beginnt um 20 Uhr die Zeitspanne, in der der Funktionskreis Sexualität/Kreislauf seinen Höhepunkt hat. Es wäre also auch nach diesem System die ideale Zeit, um ins Bett zu gehen – allerdings nicht zum Einschlafen, sondern um miteinander zu schlafen. Um 22 Uhr beginnt das Hoch des Dreifachen Erwärmers, also durchaus eine Zeit mit Energieumsatz und zum Beispiel für Liebesfeste noch bestens geeignet. Sie währt bis 24 Uhr. Nach Mitternacht, in der Geisterstunde, folgt die Zeit der Gallenblase und anschließend bis 4 Uhr morgens die der Leber. In diesen frühen Morgenstunden kann in Ruhe verdaut und entgiftet werden. Jetzt schlafen auch die meisten Menschen. Um 4 Uhr morgens beginnt die Zeit der Lunge, nach indischer Yoga-Tradition der Zeitpunkt für das Praktizieren von Atemübungen (Pranayama). Um 6 Uhr beginnt das Hoch der Dickdarmaktivität, was sich bei einigen auch in frühen Stuhlentleerungen zeigt. Ab 8 Uhr morgens ist der Magen an der Reihe und will offenbar gefüllt werden. Die Anhänger des Naturschlafes fühlen sich durch solche Angaben *natürlich* bestätigt, die Gegner aber ebenso.

Nimmt man die Erkenntnisse der modernen Chronobiologie hinzu, ergeben sich interessante Schlussfolgerungen, wonach es für alles Gipfel- und Tiefpunkte gibt. Der Morgen ist demnach eine Zeit des langsamen Beginnens. Muskeln und Gelenke sind noch steif. Wer sich nun überfordert, schwächt sein Immunsystem und stresst sein Herz, wie eine englische Untersuchung an Leistungsschwimmern ergab. Am Morgen hat der Stoffwechsel sein Hoch, weshalb die Idee, morgens wie ein Kaiser zu essen, sogar eine wissenschaftliche Begründung fände. Zwischen 7 und 8 Uhr werden die aufputschenden oder auch nur anregenden Stresshormone Adrenalin und Noradrenalin vermehrt ausgeschüttet. Dadurch wird der Fettabbau in den Zellen angeregt und die Aufspaltung von Nahrung gefördert. In dieser Zeit noch im Bett zu liegen, wie es die Langschläfer tun, ist wenig sinnvoll.

Für das Verhalten am Abend gibt es widersprüchliche Empfehlungen. Während Chronobiologen zum Abendessen raten, weil nun Magen und Darm aktiv sind, meinen andere Forscher, dass es günstiger sei, das Abendessen ausfallen zu lassen, um die Ausschüttung von Wachstumshormon anzuregen.

Die Sternstunden sportlicher Höchstleistung liegen am Nachmittag mit einem Hoch der Reaktions- und Koordinationsfähigkeit zwischen 15 und 16 Uhr. Der frühe Abend zwischen 17 und 19 Uhr böte sich zum Konditions- und Muskeltraining an. Herz und Lungen arbeiten jetzt auf Hochtouren. Eine spätere sportliche Betätigung zwischen 19 und 21 Uhr wirkt dagegen schlafanbahnend. Allerdings sollte man nach dem Training noch zwei Stunden vergehen lassen, um dem hochgefahrenen Herz-Kreislauf-System Zeit zu geben, sich zu beruhigen, und nicht aufgekratzt zu Bett gehen. Unser Gehirn hat ebenfalls seine Rhythmik, wobei sich

hier eher Perioden von vier Stunden ergeben. Die Hochphase von Kreativität sowie von Denk- und Sprachfähigkeit liegt zwischen 7 und 11 Uhr. Dann läuft auch das Kurzzeitgedächtnis zu seiner Hochform auf. Daran schließt sich das Mittagstief an, eine verschlafene Zeit, die bis 15 Uhr dauert und unbedingt für ein Nickerchen genutzt werden sollte.
In etwas erweiterter Form als der jederzeit mögliche erfrischende Sekundenschlaf kann der Mittagsschlaf helfen, Müdigkeitsphasen zu überwinden. Eine Ruhepause von zwanzig Minuten scheint am besten zu wirken. Bei längeren Schlafzeiten wachen einige der Mittagsschläfer benommen auf, da sie dann schon zu weit in Richtung Tiefschlaf abgetaucht sind. Der mittägliche Kurzschlaf kann die weitere Leistungskurve um dreißig Prozent anheben und die Fähigkeit, richtige Entscheidungen zu treffen, sogar um fünfzig Prozent erhöhen. Außerdem hilft ein Mittagsschlaf, erlerntes Wissen im Gedächtnis zu verankern. Das kurzzeitige Loslassen selbst im größten Stress, etwa in Form des Sekundenschlafs, fördert die Regeneration und steigert die Leistungsfähigkeit. Eine gute Möglichkeit, zu erfrischendem Mittagsschlaf zu kommen, bietet die CD *Erquickendes Abschalten – mittags und abends.*
Wenn es möglich ist, sollte man von Mittag bis 15 Uhr möglichst nur Routinearbeiten erledigen, da jetzt die Fehlerrate hoch und die Leistungsfähigkeit gering ist. Von 15 bis 19 Uhr ist das Langzeitgedächtnis in Hochform, und damit macht Kopfarbeit, Studieren und Lernen jetzt Sinn und bringt beste Ergebnisse. Allerdings kann dieser Rhythmus bei den Nachtmenschen, den »Eulen«, um bis

zu zwei Stunden verschoben sein, sodass sie bis 21 Uhr zu geistigen Höhenflügen in der Lage sind.
Zwischen 19 und 23 Uhr kommt die Zeit der Sinne und damit auch der Sinnlichkeit. Puls und Blutdruck sinken nun leicht ab, der Organismus reagiert ruhiger, und man fühlt sich entspannter. All dies führt zu einer versöhnlicheren Grundstimmung, was ideal wäre für Gespräche und seelischen Kontakt. Aber auch das Essen könnte jetzt besonderen Spaß machen, wobei einiges gegen relativ späte Mahlzeiten spricht. Andererseits braucht man nur die Bewohner der mediterranen Länder zu betrachten, die zu diesen Stunden ihren Feierabend wirklich feiern und damit zu den gesündesten Menschen überhaupt gehören. Wann sollte man ein gutes Glas Wein trinken oder zwei, wenn nicht in der Hochphase der Sinne? Es wäre auch die ideale Zeit für Musik- und Kunstgenuss. Und natürlich hat nun die Sinnlichkeit in Form von Erotik ihre Höhepunkte. Dass sie eines der schönsten und mit Sicherheit das gesündeste Schlafmittel ist, wird viel zu oft übersehen.

Schlaf im Alter

Während der Schlaf-Wach-Rhythmus einem angeborenen Instinktverhalten entspricht, verändert sich das Schlafmuster ein Leben lang. So reduziert sich der Nachtschlaf im Alter bis auf kleinere Portionen von insgesamt vier bis fünf Stunden.
Bei alten Menschen nehmen die Tiefschlafphasen immer mehr ab, während die REM-Phasen bleiben oder sogar

wichtiger werden. Da der Tiefschlaf der körperlichen Regeneration dient und die REM-Phasen die geistig-seelische Entwicklung fördern, könnten wir an ihrer Verteilung im Verlauf des Lebens sehen, dass es zu Beginn mehr um körperliche und später immer deutlicher um geistig-seelische Belange geht.
Auch die Schlafhaltung verändert sich im Laufe des Lebens deutlich, und zwar von der Bauch- und Seitenlage in die Rücken- oder gerade noch Rechtsseitenlage des älteren Menschen. Die Linksseitenlage scheint alten Menschen leicht Herzbeschwerden zu verursachen. Einiges spricht generell für die Rechtsseitenlage, da sie das Blut Richtung Leber lenkt, was sinnvoll ist, da der Schlaf auch der Entgiftung dient.
Insgesamt ist in den Veränderungen der Schlafpositionen vom Bauch auf den Rücken der menschliche Lebensweg widergespiegelt. Am Anfang blickt man die Erde an und bleibt auf die Materie bezogen, um sich dann allmählich immer mehr und gegen Ende sogar ausschließlich dem Himmel und den immateriellen Gütern zuzuwenden.

Sich schlafend und träumend weiterentwickeln

Die Gehirnwellen-Muster beweisen, wie sehr das Gehirn auch während der Nacht wach bleibt. Nur sind dann andere Zentren aktiv und rücken in den Vordergrund. Für den Organismus in seinem körperlichen Aspekt ist vor allem die Tiefschlafphase wichtig mit ihren Delta-Wellen und der Möglichkeit zu Wachstum und Regeneration, ja sogar Heilung. Die Erhaltung der geistigen Gesundheit steht dagegen in den REM- oder Traumphasen im Vordergrund, die sich hinsichtlich der Wellenfrequenz wenig vom Wachzustand unterscheiden.

Wenn unsere Kreativität im Alpha-Zustand so viel höher ist als im Beta-Zustand des Wachzustands und noch weiter steigt, wenn wir tiefer Richtung Theta sinken, wäre es naheliegend, anspruchsvolle Arbeiten mit entsprechenden Ausflügen in diese Wellenreiche – vom Mittagsschlaf bis zur Meditation – aufzulockern.

Im Schlaf das Bewusstsein für sich arbeiten lassen

Wer sich intensiver mit Gehirnwellen und ihren Charakteristiken beschäftigt, könnte darüber nachdenken, ob er nicht Lernaufgaben und wichtige Entscheidungsfindungen ganz bewusst mit ins Bett nimmt. Das alte Rezept, Wichtiges noch einmal eine Nacht lang zu überschlafen, erscheint plötzlich in einem neuen Licht. Dem Traum, im Schlaf zu arbeiten, können wir heute schon recht nahe kommen, wenn wir Audio-Lernprogramme oder solche zur Bewusstseinsentwicklung nutzen. Es gilt als gesichert, dass die REM-Phase von größter Bedeutung für die Entwicklung des Gedächtnisses ist.

Allerdings kann es aus schulmedizinischer Sicht auch zu viel des Guten geben. Bei Depressiven wurde beobachtet, dass sie viel schneller in die REM-Phase gleiten, länger darin verweilen und deutlich heftigere körperliche Reaktionen zeigen. Dies ließe sich mit der Notwendigkeit erklären, verstärkte seelische Belastungen zu verarbeiten. Andererseits führt völliger Schlafentzug während ein oder zwei Nächten bei schwer (endogen) Depressiven zu vorübergehender Stimmungsaufhellung. Insofern lassen sich die Schlafstörungen, die bei Depressiven regelmäßig auftreten, als Selbstheilungsversuche des Organismus im Sinne meines Buches *Krankheit als Symbol* begreifen. Die Betroffenen sollen offenbar wach bleiben und sich mit ihrem eigentlichen Thema auseinander setzen. Wenn sie aber schon schlafen, müssen sie in diesem Zustand verstärkt an sich arbeiten, denn dafür stehen die REM-Phasen.

All das verdeutlicht die enormen Chancen, die in der Nacht und im Schlaf und besonders in dessen REM-Phasen liegen. Es ist also keineswegs bedeutungslos, was wir kurz vor dem Schlafengehen tun, hören oder erleben. Im Gegenteil könnten wir uns überlegen, diese Zeiten für unser inneres Wachstum zu nutzen.

Wissens- und Erfahrungsverwaltung während der Traumphasen

Jene faulen Schüler, die lieber das Lehrbuch unter das Kopfkissen legen, als Nächte hindurch zu büffeln, sind gar nicht schlecht beraten. Wenn wir die Nacht zum Tag machen, verschlechtern wir – wissenschaftlich gesehen – unsere Leistungsfähigkeit. Wenn wir uns dagegen die Ruhe des Schlafes gönnen, nachdem wir kurz zuvor etwas gelernt haben, erhöhen wir die Wahrscheinlichkeit, dass es uns lange erhalten bleibt.

Auch in Trance und bei geführten Meditationen zeigt sich dieser Effekt. Was bewusst in den Seelenbilderebenen verankert wird, erhält sich länger und wirksamer. Selbst bei der Rennvorbereitung von Skiläufern zeigte sich, dass neben dem konkreten Training auf der Abfahrtsstrecke die Trainingszeit in Trance positive Effekte hat und die einmal gefundene Ideallinie tiefer verankert. Wenn dann in der Nacht vor dem Rennen der ganze Ablauf noch einmal in Gedanken abgespult wird, steigen die Chancen für gutes Abschneiden.

Generell gilt: Was wir kurz vor dem Schlafengehen im Geist bewegen, bleibt uns mit größerer Wahrscheinlichkeit erhalten, weil es sich durch das nächtliche autonome Gehirntraining verankern kann. Wenn wir also die wichtigsten Erfahrungen des Tages noch einmal in einer Gutenachtmeditation Revue passieren lassen, bleiben uns genau diese wichtigsten Erfahrungen und werden so zur Grundlage des weiteren Lebens. Dieses Phänomen nutzen Audioprogramme wie die CD *Schlaf – die bessere Hälfte des Lebens.*

Eine wesentliche Funktion des Schlafes ist, alles während des Tages Gelernte einzuordnen und so weit aufzubereiten, dass es der Organismus in seine Steuerungsprogramme und Regulationskreise integrieren kann. Es ist ja nicht nur der Geist, der auf seinem Gedächtnis aufbaut, sondern der Organismus braucht auch ein biochemisches und physiologisches Gedächtnis, um zu überleben.
Darüber hinaus wird Gelerntes leichter behalten, wenn in der anschließenden Nacht ausreichend tief und fest geschlafen werden kann. Ein Student sollte also nicht nur in der Nacht vor dem Examen ausreichend ruhen. Er sollte auch nach jedem Lerntag gut schlafen, um das Gelernte zu verankern.
Schlaf fördert die Einsicht. Neugelerntes wird im Tiefschlaf mit bestehendem Wissen und dem Langzeitgedächtnis verknüpft. Selbst das Gedächtnis des Immunsystems wird durch Schlaf verbessert.
Vieles spricht dafür, dass Erinnerungen über das Schalten neuer Nervenverbindungen im Gehirn festgehalten werden. Die Nacht scheint die Zeit zu sein, in der diese neuen Verschaltungen in aller Ruhe vorgenommen werden. Möglicherweise werden in der Nacht auch die während des Tages vorgenommenen Notschaltungen fest etabliert, sodass sie wirklich erhalten bleiben.

Mit den Traumbildern zu traumhaften Lösungen gelangen

Der Tag mischt sich mit seinen Problemen ständig in die Nacht und den Schlaf. Doch die Fähigkeit der Seele, mit andrängenden Bildern umzugehen und *fertig zu werden*, ist sehr groß. Dies können wir nutzen.

Der unübersehbare Bilderschatz der Seelenebene steht uns in Träumen zur Verfügung und wird ständig vom Unbewussten eingesetzt, um Entwicklung voranzutreiben. Bevor wir den Zugang zu den Traumbilderebenen gänzlich verlieren, wäre es sinnvoll, ihn wieder weiter zu öffnen. Die Anregung der Traumarbeit könnte solch eine Möglichkeit sein, die bis ins Alltagsleben Wirkung zeigen wird. Über die Träume bekommen wir immer wieder Botschaften für unsere individuellen Entwicklung.

Für die meisten sind Träume die vertraulichste und intimste Art, mit sich selbst in Beziehung zu treten. Über unsere Träume sind wir ständig in Kontakt mit unseren geheimsten und wichtigsten Wünschen sowie mit unseren frühen Erfahrungen, die bei genauerer Betrachtung bis zum Beginn der Schwangerschaft zurückreichen, ja, die uns mit dem Urwissen der Völker und wahrscheinlich der Menschheit verbinden. Aber Träume sind auch ein Schlüssel zu unseren tiefsten und verborgensten Konflikten.

Ohne Träume hätte das Unbewusste zu wenig Ventile, um seinen Überdruck abzubauen und drängende Themen zu bearbeiten. Als Hüter des Schlafes sind die Träume der REM-Phase für die seelische Gesundheit so wichtig wie der Tiefschlaf für den Körper. Schlafmittel unterdrücken die REM-Phase und damit die Traumaktivität. Man bringt sich damit um die Chance, Probleme im Schlaf zu lösen.

Nächtliche Psychotherapie

Alles spricht dafür, dass wir jede Nacht in den Träumen ein gutes Stück Psychotherapie durchleben, und zwar eine Psychotherapie, die für unsere geistige Gesundheit unersetzbar ist. So sind Albträume eine Verarbeitung von bedrängenden Konflikten aus dem Schatten(-reich), was manche Menschen die Nacht mit ihren Träumen geradezu fürchten lässt. So wie viele vor einer Psychotherapie Angst haben, flüchten sie lieber in die Schlaflosigkeit, als sich den anstehenden Problemen zu stellen.
Angenehme Träume erleben wir dagegen eher in Phasen der Erschöpfung. Dann können wir offenbar ganz ergeben loslassen und uns den Träumen hingeben. Hier mag auch ein Grund für den positiven Effekt liegen, den maßvolle sportliche Anstrengungen einerseits auf die Qualität des Schlafes und andererseits auf die Geschwindigkeit, mit der er sich einstellt, haben.
Der Psychotherapeut oder besser noch die Psychotherapeutin der Nacht dürfte mit jener von Paracelsus als *innerer Arzt* oder *Archeus* bezeichneten Instanz identisch sein, einer überaus wichtigen inneren Seelenfigur. Es werden genau die Probleme angegangen, die am drängendsten sind und die die Betroffenen gerade noch in der Lage sind zu lösen. Bei der nächtlichen Psychotherapie dürfte also immer das gerade anstehende Thema

an die Reihe kommen. Dabei ergibt sich in den Traumphasen eine Mischung aus Alltäglichem, das gleich bearbeitet wird, um erst gar keine neuen Probleme daraus entstehen zu lassen, und alten Themen, die über einen längeren Zeitraum hinweg aufgearbeitet werden müssen. In der so genannten Geisterstunde nach Mitternacht werden die tiefsten Problemebenen angesprochen, und es treten die Geister aus der Vergangenheit hervor. In den Morgenstunden kurz vor dem Erwachen, wenn der Schlaf nicht so tief ist, kommen eher oberflächlichere Themen und Wunscherfüllungen zum Zuge. Was man sich tagsüber trotz verspürter Lust nicht gegönnt hat, kann hier seine Bearbeitung finden.
Pflicht und Schuld, die so oft das Leben in der »Macherwelt« beherrschen, haben im Reich der Träume wenig Raum. Andererseits ergeben sich in den Seelenbilderwelten oftmals Lösungen für Schuldfragen und dergleichen.

Mit den Traumwesen kommunizieren

Schamanen nutzen die Träume sehr direkt, um das Leben zu lenken und Lösungen für Probleme zu finden. Von den Schamanen können wir auch noch einen einfachen, aber sehr wirksamen Trick übernehmen. Wenn uns ein bedrohliches Traumwesen in den inneren Welten begegnet, bewährt es sich, ihm lächelnd oder sogar lachend zu begegnen. Es nimmt ihm in der Regel einen Teil seiner Kraft und damit auch seiner Bedrohlichkeit. Eine andere Möglichkeit ist, es offen anzusprechen und nach seinem Anliegen oder nach seiner Bedeutung zu fragen, denn wir übernehmen dabei die Kraft, die vorher das bedrohliche Wesen hatte. Selbst die dunklen Traumgestalten sind – auch nach Aussage erfahrener Schamanen – sehr hilfsbereit, wenn man auf sie zugeht. Es handelt sich also darum, die hellen wie die dunklen Gestalten, die wir in Träumen, Märchen und Mythen finden, wieder zu uns zu holen, um in letzter Konsequenz mit allem eins und einig zu werden. Dass Schutzengel hilfreiche Wesen sind, ist jedem klar. Aber auch die anderen, erschreckenderen Gestalten verleihen Kraft.

Als Wanderer zwischen den Welten – gleichgültig, ob wir das vor schamanischem oder christlichem Hintergrund sehen – sind wir vor die Aufgabe gestellt, die Brücke zwischen den Welten so lange zu nutzen, bis wir erkennen, dass diese Welt und die Anderwelt einander entsprechen. Wir sollen sehen, dass beide Ebenen sich spiegeln und uns lehren können, mit uns und allen Welten eins zu werden. Das Ausmaß der Zuwendung, die wir diesem Bereich schenken, hat ganz deutlich Einfluss darauf, wie leicht wir nachts in Träume und tagsüber in geführte Meditationen abtauchen können.

Die Seele spricht in Bildern

Träume lassen sich im Prinzip wie Krankheitsbilder deuten und bearbeiten. In einem ersten Schritt ist es durchaus hilfreich, sich ihrer Bedeutung auch intellektuell bewusst zu werden. Dann aber ist es *not*wendig, wie-

der in die Seelenbilderwelten einzusteigen, um dort ihre Botschaft ungleich tiefer zu erfassen und ihr gerecht zu werden. Nur so kann es gelingen, *endgültig* mit ihnen fertig zu werden.
Grundsätzlich sollten wir uns vor dem Einschlafen fest vornehmen, uns an Träume zu erinnern und sie gleich am Morgen aufzuschreiben oder es unmittelbar in der Nacht zu tun, falls wir aufwachen.
Eine geradezu geniale Methode für diejenigen, die bereits mit der »Arbeit« in den Seelenbilderwelten vertraut sind, ist es, unfertige oder durch Störungen vorzeitig beendete Träume einfach mittels aktiver Imagination weiterzuträumen, um so an die Botschaften heranzukommen. Auf dieser Basis lassen sich auch beliebig tiefere Ebenen des Traumes betrachten, wenn die erste Ebene noch nicht genug enthüllt. Sogar die Bedeutung unklarer Symbole kann so aufgeklärt werden.
Für das Verständnis der Seelenbilder ist es außerdem hilfreich, wie bei der Märchendeutung davon auszugehen, dass alle Traumfiguren auch Aspekte des eigenen Wesens sind. Weiterhin hat es sich bewährt, jede Kleinigkeit ernst und wichtig zu nehmen, denn im Traum hat alles Bedeutung. Für spirituell orientierte Menschen besteht in diesem Punkt allerdings kein Unterschied zum so genannten normalen Leben.

Schlafstörungen erkennen und überwinden

Während sie bei archaischen Völkern unbekannt sind, gehören Schlafstörungen hierzulande inzwischen zu den verbreitetsten Zivilisationssymptomen. Die Schulmedizin unterscheidet ganz allgemein

- *Insomnien* (verschiedene Arten von Schlaflosigkeit) wie Ein- und Durchschlafstörungen und morgendliches Früherwachen
- *Parasomnien* (Störung der Wach-Schlaf-Regulation) wie das Schlafwandeln oder das Sprechen im Schlaf
- *Hypersomnien* (erhöhte Einschlafneigung am Tag) wie Narkolepsie, nicht kontrollierbare Einschlafzwänge

Die Mehrzahl der beklagten Störungen betrifft das Einschlafen. Sie sind laut Schulmedizin psychophysiologisch bedingt, das heißt, dass beim Patienten keine körperlichen Ursachen zu finden waren. Anders ausgedrückt ließe sich sagen, Schlafstörungen sind ein Hinweis darauf, dass jemand mit seinem täglichen Leben *nicht mehr fertig wird*. Ihm fehlt in der Regel am Abend die Ruhe, den Tag abzuhaken. Selbst Schulmediziner gehen inzwischen davon aus, dass Schlafstörungen ein Warnsignal im Hinblick auf einen »psychischen Überlastungszustand« sind.

Einschlafstörungen sind jedoch generell mit Vorsicht zu betrachten. Sie können zwar nur von einem überdreh-

ten Tagesablauf herrühren, aber ebenso die Not einer am eigenen Schatten verzweifelnden Seele ausdrücken. In diesem Fall ist eine tiefgehende Aussöhnung mit dem Schatten vonnöten – und die Lösung des zugrunde liegenden Problems.
Alle Schlafstörungen lassen sich über die Suche nach Sinn deuten, selbst wenn schlecht geschlafen oft nur bedeutet, schlecht gelegen zu haben. Wir sollten uns auch klar machen, dass unser alltägliches Leben den Schlaf beeinflusst. Andernfalls gäbe es mit ihm gar keine Probleme.

Die ganze Nacht kein Auge zugetan?

In der unguten Situation, von einem so verbreiteten Thema so wenig zu wissen, versuchen Ärzte oft, ihren Patienten die Schlafstörungen »auszureden«. Dazu gibt es einige Ansätze, denn manche Patienten neigen dazu, ihre Schlafstörungen insofern zu übertreiben, als sie behaupten, ganze Nächte kein Auge zuzumachen. Dies ist praktisch niemals der Fall und lässt sich leicht nachweisen. Man bewegt den Patienten dazu, jede Viertelstunde ein Kreuz auf ein auf dem Nachttisch liegendes Blatt Papier zu machen. Der ehrliche Patient wird dann zugeben müssen, dass er tatsächlich einige Kreuze verschlafen hat. Der Übertreibung überführt, verliert der Patient jedoch noch nicht seinen Leidensdruck. Von seinen Schlafproblemen ist er keinesfalls kuriert.
Andererseits ist die beschriebene kleine Übung dennoch sinnvoll einsetzbar – im Sinne einer Objektivierung der

Störung. So wird man am nächsten Morgen gemeinsam feststellen, dass es zum Glück gar nicht so schlimm wie befürchtet ist. Auf diese Weise kann der Patient registrieren, dass er in Wirklichkeit einige Stunden schläft. Er sieht, dass es zwar ein quantitatives, aber kein generelles Problem ist, das ihn plagt. Außerdem wird dadurch der Schwerpunkt verschoben: von dem, was er überhaupt nicht mehr zu können glaubte, hin zu dem, was er immerhin und wider Erwarten doch noch alles kann. So wird durch Objektivierung und Umdeutung schon Positives erreicht und der Weg in Richtung Heilung vorbereitet.

Schlafprobleme als Chancen sehen

Der Organismus nimmt sich immer den Schlaf, den er braucht. Nur sehr Wichtiges vermag etwas so Wichtiges wie Schlaf zu verhindern. Es kann sein, dass die Seele so große Sorgen hat, dass diese vorrangig behandelt werden müssen. Folglich verdrängen sie den Schlaf. Danach wird sich der Körper wieder den *not*wendigen Schlaf holen. Wir müssen nur lernen, ihn nicht daran zu hindern. Wer die schlaflosen Phasen der Nacht nutzt, um sich über sich selbst und sein Leben klarer zu werden, wird die Nacht und ihre dunklen, manchmal mystischen Themen schätzen lernen. Unbewusstes – aus dem Alltag Weggeschobenes und Verdrängtes – kann oft nur in der Nacht hervordrängen und löst dann entsprechende Ängste aus. Wer nun den dunklen Wesenszügen und Themen, die auf der anderen Seite der Wirklichkeit die

Seelenbilderwelten bevölkern, mittels chemischer Schlafmittel auch noch diese Ausdrucksmöglichkeit entzieht, muss damit rechnen, dass sich diese Energien in Krankheitsbildern verkörpern.
Besser wäre es, jedes Schlafproblem als eine Art Chance zu begreifen. Man sollte es als hilfreichen Hinweis auf wichtigere, tiefer liegende Probleme, die es zu lösen gilt, sehen. Die Schlafstörung selbst verliert dadurch von ihrem Problemcharakter und wird zum Verbündeten im Sinne von *Krankheit als Symbol*. Diese Umwandlung hat viele Vorteile; man kann nun etwas bisher negativ Geladenes als positive Möglichkeit erkennen. Mit positiven Chancen beschäftigt man sich einfach lieber.

Angst vor Kontrollverlust

Der feste, gesundheitsfördernde Schlaf – das schnelle Einschlafen und Durchschlafen, das erfrischte Erwachen – mag für uns heute deshalb zu einem Problem geworden sein, weil die Nacht ganz allgemein die unkontrollierbare Seite unserer Wirklichkeit darstellt. Sie flößt dem rationalen Anteil unseres Wesens, der sich daran gewöhnt hat, alles zu dominieren, Angst ein. Im Schlaf drohen Kontrollverlust und die Machtübernahme durch die unbekannte, dunkle Seite unseres Wesens.
Unsere Schwierigkeiten mit der Nacht sowie mit dem Schlaf und seinen Bildern spiegelt letztlich unserer Verdrängung des Todes. Die Angst vor dem Tod hat ihre Wurzeln in der Abkehr vom christlichen Glauben und vor allem im Materialismus der westlichen Gesellschaft. Wer

nur auf Materie bezogen lebt, hat zum Schluss naturgemäß wenig Hoffnung. Ihm bleibt im wahrsten Sinne des Wortes nichts übrig. Dieses große Problemfeld weist andererseits darauf hin, welch enormes Wachstumspotenzial sich erschließen würde, wenn wir die hellen Seiten von Schlaf und Tod wiederentdecken würden.
Um natürlich und entspannt von einer Ebene zur anderen wechseln zu können – vom Wachen zum Schlafen und genauso vom Leben zum Tod – müssen wir die Aufgaben derjenigen Ebene, die wir verlassen wollen, erfüllt haben. Erst wenn wir mit diesen »Hausaufgaben« fertig sind, kann der Wechsel gut gelingen.

Nicht loslassen können

Aus tiefenpsychologischer Sicht steckt hinter Schlafstörungen oft die Angst, das eigene kleine Ich loszulassen. Es ist die gleiche Angst, mit der sich viele Menschen den Orgasmus, den »kleinen Tod«, vereiteln, der ebenfalls Los- und Fallenlassen erfordert. Dahinter steckt wiederum die Angst, sich selbst, sein kleines Ich, zu verlieren. Sich in den Schlaf fallen zu lassen, um selig zu (ent-)schlafen, ist diesen Menschen nicht möglich, weil sie den Ich- und Kontrollverlust negativ erleben. Das Zurückkehren – und Schlafen ist immer eine Regression – in das Ununterschiedene, den dunklen Mutterschoß, wird als Auflösung des Ich mit Schrecken verbunden. Anderen ist diese Ich-Auflösung dagegen höchstes Ziel, wie etwa den spirituell Suchenden fast aller Richtungen und Traditionen.

Überforderung, Stress

Viel zu oft lastet der Druck des Tages auch in den Nachtstunden auf den Betroffenen – weil sie ihre Aufgaben nicht erledigen und die Hoffnungen nicht erfüllen konnten und weil Sorgen sie quälen. Dann kommt in der Regel noch die Angst vor dem neuen Tag hinzu, der in der Regel keine Besserung verspricht. Eines dieser Themen würde für sich genommen bereits reichen, um den Schlaf zu stören – oft kommen jedoch mehrere Faktoren zusammen. Eine nicht bewältigte Vergangenheit bedroht die beängstigende Zukunft, und die Nachtruhe gerät zwischen diese Mühlsteine. Die Schulmedizin spricht summarisch von Stress, der heute für so ziemlich alles verantwortlich gemacht wird. Hinzu kommen äußere Ursachen für Schlafstörungen wie etwa Lärm, der wiederum als Stressfaktor gilt. Statistisch gesehen noch häufiger sind es jedoch Sorgen, die Schlaf verhindern.

Erlernte Programme, Schlafhypochondrie

Schlafprobleme werden durch erlernte Programme oft noch verschlimmert. Das Gefühl, im Bett zu liegen und am Einschlafen zu scheitern, verbindet sich allmählich mit dem Bett und dem Schlafzimmer. Bald genügt allein das Betreten des Schlafzimmers, um Unruhe, Nervosität, Angst und manchmal sogar Leistungsdruck zu spüren.

Bereits in der Kindheit kann sich eine Art Schlafhypochondrie aufbauen. Es fällt auf, dass überproportional viele Schlafpatienten Eltern hatten, die dem Schlaf eine übertrieben wichtige Rolle beimaßen etwa in der Art, dass sie alles Versagen und Scheitern mit schlechtem Schlaf erklärten. Oder sie prophezeiten Misserfolge, wenn die Kinder nicht vorher lange und fest geschlafen hätten. Auf diese Art werden Probleme geradezu gezüchtet.

Die ständige ängstliche Selbstbeobachtung im Hinblick darauf, ob man nun genug guten Schlaf bekommen hat oder noch erreichen wird, verhindert sofort das sanfte Einschlafen. Die entsprechenden Ängste werden häufig auf dem Boden sich selbst erfüllender Prophezeiungen wahr. Wer lange genug Angst hat zu versagen, wenn er nicht genug Schlaf bekommt, wird damit zuerst das Einschlafen verhindern und dann auch noch häufig wirklich seine Aufgaben nicht erfüllen.

Einschlafschwierigkeiten lassen sich auch verhaltenstherapeutisch mit dem Konzept des Lernens durch Belohnung erklären. Wenn man jedes Nicht-einschlafen-Können mit einem guten Schlaftrunk, einem entspannenden Videofilm oder dergleichen belohnt, kann man das Problem natürlich verstärken.

Rhythmusverlust

Neben der Überforderung in unserem modernen Leben trägt der Verlust eines harmonischen Lebensrhythmus im Einklang mit der Natur wesentlich zum vermehrten Auftreten von Schlafstörungen bei. Das künstliche Licht trat im 20. Jahrhundert einen einzigartigen Siegeszug an. Kaum jemand hatte dabei die negativen Folgen bedacht, die sich zum Beispiel als Depressionen und Schlafstörungen bald lawinenartig ausbreiteten. Fast alle so genannten Geisteskrankheiten haben auch mit Rhythmusproblemen zu tun und sind fast immer von Schlafstörungen begleitet.

Körperliche Störungen

Eine noch nicht ausreichend erforschte Ursache von Schlafproblemen könnte in körperlichen Störungen liegen.
Körpersymptome, die den Schlaf behindern, lassen sich jedenfalls über die seelische Ebene auflösen. Es fällt zum Beispiel auf, dass überdurchschnittlich viele Schlafpatienten an chronisch niedrigem Blutdruck leiden. Niederdruckpatientinnen, denn um Frauen handelt es sich in aller Regel, weisen ihre ganz eigenen Problemmuster auf. Sie haben damit zu tun, dass die Patientinnen ihren Platz im Leben noch nicht gefunden haben, dass sie Kontaktprobleme in ihren kalten Händen und Ängste in entsprechend kalten Füßen darstellen und oft dazu neigen, das Leben nicht in den Griff zu bekommen.
Außerdem gibt es eine Reihe eindeutig körperlicher Schlafhindernisse – angefangen bei Schmerzen bis hin zu Rückenproblemen –, die in der Regel erkannt und auf ihrer Ebene behandelt werden müssen. Zu denken wäre aber auch hier jeweils an die seelische Bedeutung im Sinne des Buches *Krankheit als Symbol.*

Bei Durchschlafstörungen handelt es sich zum einen um organisch bedingte Probleme etwa in Gestalt von Herzschwäche. In diesem Fall kommt der Organismus erst im Liegen wieder in die Lage, das Blut ausreichend umzuwälzen und so das notwendige Wasser auszuscheiden. Die daraus folgenden Toilettengänge werden zum Schlafhindernis.
Es kann auch sein, dass eine über die Jahre anschwellende Prostata bei älter werdenden Männern die Rolle einer Staumauer spielt und vollständige Blasenentleerungen verhindert. Die Betroffenen werden dann viel zu häufig und auch nachts auf die Toilette getrieben.
Frauen können nachts wegen einer Blasenschwäche auf Grund erschlafften Bindegewebes gezwungen sein, die Toilette aufzusuchen, und so an Durchschlafstörungen leiden.
Sind Waden- und andere Muskelkrämpfe die Störenfriede, empfiehlt es sich, einerseits den seelischen Gründen für solche Verkrampfungen und Überanstrengungen nachzugehen. Andererseits bringt bei Krämpfen schon die Einnahme von etwas Magnesium rasche Besserung auf der Körperebene.
Die Deutungen all dieser Themen von der Herzinsuffizienz über die Prostataschwellung bis zur Krampfneigung sind in dem Buch *Krankheit als Symbol* zu finden. Sie wären auf der Ebene der entsprechenden Erkenntnisse in den Seelenbilderwelten zu bearbeiten und zu lösen.
In der Wechselzeit des Lebens, wenn die größte Richtungsänderung im Leben(smuster) ansteht, kann sich die Stimme des Herzens dramatisch melden und den an-

stehenden Stirb-und-werde-Prozess kommentieren, oder es bricht *ihr* angesichts solcher Veränderungen der Schweiß aus. Dass hinter letzteren Symptomen das Herz erregende, heiße Themen stehen, versteht sich von selbst und bringt uns zu den Durchschlafschwierigkeiten aufgrund von Träumen.

Aufrüttelnde Träume

Häufiges Erwachen in der Nacht hat meist damit zu tun, dass Träume knapp an der Bewusstseinsgrenze einsetzen und mit ihren Emotionen den Schlaf stören. Die Betroffenen haben oft den Zugang zu ihren inneren Bilderwelten so weit verloren, dass Träume ohne ihre bewusste Teilnahme ablaufen. Die zugehörigen Emotionen katapultieren sie jedoch aus dem Schlaf. Wenn etwa die Bilder der Angst nicht mehr fassbar sind, bleibt es der entsprechende Schweiß oder das zugehörige Herzklopfen nur zu gut. Da Bilder, auch wenn sie bewusst nicht wahrgenommen werden, dennoch mit aller Konsequenz vorhanden sind, wird das nicht erkannte und vor sich hin schwelende Thema jene Ruhe verhindern, die zum neuerlichen Einschlafen erforderlich wäre.

Durchschlafstörungen sind ja immer auch solche des Einschlafens – nur eben mitten in der Nacht. Das Aufwachen allein wäre nicht das Problem, wenn der Schlaf anschließend gleich zurückkäme. Bei Durchschlafstörungen sind die Themen so gravierend, dass sie den Schlaf zuerst unterbrechen und dann seine Wiederkehr verhindern. In solchen Situationen läge es nahe, die Bilderebenen über den Weg der geführten Meditationen zu nutzen, um so an die Themen selbst wieder heranzukommen. Auf diese Weise gelingt es viel rascher, mit der Problematik fertig zu werden, vorausgesetzt man hat den Willen, sich ihr zu stellen.

Wenn man im Sinne von *Krankheit als Symbol* darauf achtet, was die Durchschlafstörung von einem will, wird die Aufgabe sehr deutlich. Erstens wird man gehindert, zu schlafen und neuerlich in die Bewusstlosigkeit abzutauchen. Zweitens ist man genötigt, im Bett zu liegen und zu suchen, nämlich nach Schlaf, der nicht kommen will. In dieser Zeit böte es sich an, allen Widerstand aufzugeben, ruhig liegen zu bleiben und den andrängenden Gedanken freiwillig nachzuhängen. Meist fällt es nicht schwer, den Zugang zu jenen Problemen zu finden, die gerade eben noch in Träumen bearbeitet wurden. Sie haben ihren Sinn, und mit der Zeit wird man auch immer leichter die Botschaft verstehen. Nicht selten ergibt sich aus dieser »Störung« ein neuer Bezug zur Nacht und ihren Träumen.

Es läge nahe, sich eine sanfte Meditationsmusik oder eine zum Schlafthema passende CD wie *Traumreisen*, *Schlafprobleme* oder *Schlaf, die bessere Hälfte des Lebens* aufzulegen und in der beginnenden Trance nach den Themen zu fahnden, die kurz zuvor so bestimmend waren.

Die Be-Deutung einzelner Schlafstörungen

Schnarchen

Schnarchen wurde früher als eine harmlose Störung angesehen, die vor allem die »Beischläfer« zu betreffen schien. Heute weiß man um die Gefahren für den Schnarchenden. Übergewicht und Alkoholgenuss begünstigen eindeutig das Schnarchen – wohl weil Übergewicht die Rückenposition erzwingt und weil Alkohol unter anderem die Entspannung bis in Richtung Narkose vertieft.

Medizinisch wird vor allem die Uvula für das Schnarchen verantwortlich gemacht – das Zäpfchen oder Gaumensegel, das hinten im Gaumen wie ein Pendel herunterhängt. Es gerät besonders häufig bei übergewichtigen Rückenschläfern, die sich die Unsitte der Mundatmung erlauben, ins Vibrieren, Schwingen, Rattern oder sogar Sägen. Immerhin weiß man heute, dass der Hauptgrund im Erschlaffen der Muskeln im Rachenraum zu suchen ist. Zunge und Unterkiefer scheinen dadurch nach hinten zu sinken und die Nasenatmung zu behindern.

Im Sinne der Krankheitsbilder-Deutung muss zwischen rhythmischem und arhythmischem Schnarchen unterschieden werden. Letzteres ist auch die medizinisch ungleich gefährlichere Variante. Es symbolisiert ein Aus-dem-Rhythmus-gefallen-Sein und stellt damit sicher eine schlechte Prognose für das weitere Leben dar. Wie bei der Schlafapnoe (siehe unten) wäre es naheliegend, sich um den eigenen Lebensrhythmus zu kümmern, wozu viele Übungen wie der verbundene Atem und vor allem ein Einordnen im Mandala des Lebensweges hilfreich wären. Weitere Hinweise dazu finden Sie in dem Buch *Lebenskrisen als Entwicklungschancen.*

Aus der Sicht vieler (vor allem männlicher) Schnarcher betrifft das Problem aber eigentlich doch mehr die Partnerinnen, die unter Schlafstörungen durch Lärmbelästigung leiden. Bei ihnen setzen auch die effektivsten Therapien an, die von Ohrstöpseln bis zum Auszug aus dem gemeinsamen Schlafzimmer reichen.

Oft steckt seelisch – im Sinne von *Krankheit als Symbol* – hinter verstärktem Schnarchen tatsächlich ein unbewusst ausgedrückter Wunsch nach einem eigenen Schlafgemach. Man kann dies mehr oder weniger entrüstet dementieren, zum Schluss gibt es doch meist keinen anderen Ausweg, und man bekommt, was man unbewusst die ganze Zeit über wollte.

Natürlich kann durch eine Operation das Zäpfchen erfolgreich massakriert werden, doch das unterschwellige Problem wird dadurch nie wirklich gelöst. Wer schnarcht, grenzt sich mit lautem Geräusch deutlich ab und seinen Partner aus. Der Schnarchende verweigert die nächtliche Resonanz mit dem »Beischläfer«, indem er einen gemeinsamen Atemrhythmus unmöglich macht. Dies führt wiederum meist zu genereller Abgrenzung und über Zwischenstadien wie Ohrstöpsel schließlich zu getrennten Schlafzimmern.

Schlafapnoe

Die Be-Deutung von langen Atempausen oder Atemstillständen (Apnoe) während des Schlafes ist mehr als offensichtlich. Die Betroffenen drohen unbewusst, aber für jedermann unüberhörbar, mit ihrem Ableben. Wenn die Atmung aufhört, endet das irdische Leben, und die Reise ins Jenseits beginnt. Die Betroffenen sind in der Regel zu unbewusst, um diese Vorstufen des Sterbens zu erkennen. Bei den »Beischläfern« wecken sie aber eindeutig entsprechende Ängste.
Die Betroffenen nehmen weniger am Austausch mit der Welt teil, als ihnen gut tut, und das gilt ganz besonders für die nächtliche Welt. Ihr gegenüber verschließen sie sich gefährlich lange, um dann wieder zu einem besonders tiefen Atemzug gezwungen zu werden. Im letzten Moment retten sie sich nach Luft schnappend vor dem Ersticken und springen dem Tod noch einmal von der Schippe. Statt sich der Nacht und ihren Themen zu öffnen, spielen sie lieber ständig mit ihrem Leben und bewegen sich dabei auf einem schmalen Grat. Gingen sie ein bisschen weiter, würden sie ersticken und erst recht jener archetypisch weiblichen Welt anheimfallen, die sie unbewusst so fürchten.
Außerdem sind sie in krasser Weise aus ihrem Rhythmus gefallen – wie übrigens alle unregelmäßigen Schnarcher und Atmer. Das dabei entstehende Sauerstoffdefizit macht die Sache jedoch gefährlich.
Bei der Schlafapnoe läge die Aufgabe darin, sich mit dem Sterben bewusst auszusöhnen, statt ständig unbewusste Vorübungen zu vollführen. Wie alle anderen

muss auch dieses in den Körper gesunkene Thema im Sinne von *Krankheit als Symbol* auf die Bewusstseinsebene zurückverlegt werden, um eine adäquate Lösung zu erfahren.

Im Schlaf sprechen

Wenn im Schlaf gesprochen wird, kann man davon ausgehen, dass es sich dabei um Inhalte handelt, die die Seele unter Druck setzen. Tagsüber durften sie aus irgendeinem Grund nicht laut ausgesprochen werden. Die große Sorge der mit diesem Symptom Geschlagenen ist natürlich, im Schlaf von Verhältnissen oder Dingen zu erzählen, die nicht ins Ehebett passen. Insofern ist die Deutung sehr einfach: Ein Teil der Persönlichkeit trägt die Heimlichkeiten nicht mit und verschafft sich über diesen Weg Gehör. So bringt der Schlaf – und möglicherweise der Traum, der laut wird – eine Ehrlichkeit ins Spiel des Lebens, zu der den Träumern selbst der Mut fehlt.

Die einfachste Therapie besteht demnach in mehr freiwilliger Ehrlichkeit während des Tages, damit die Seele von solchen Geheimnissen entlastet wird und sich nachts mit anderen, wichtigeren Themen beschäftigen kann. Der Versuch, aus Angst die Bewusstheit und Kontrolle während des Schlafes aufrecht zu halten, führt nur zu einer Zerrüttung der Nerven und der Nachtruhe und damit langfristig zu Schlafstörungen, wie es die Nachtwachen der frühen Christen, die Vigilien, so schrecklich zeigten.

Mit einem Schrei erwachen

Diese Störung ist für die Schläfer selbst und natürlich für deren Bettgenossen erschreckend. Die Deutung ist einfach, denn der Schrei steht für Angst oder gar Entsetzen. Offenbar erleben die Betroffenen auf ihrer unbewussten Seelenreise schreckliche Dinge, die sie in drastischer Art aufschrecken lassen. Die Aufforderung, hinter das schreckliche Geheimnis zu schauen, ist in diesem Fall unüberhörbar und über bewusstes (Tag-)Träumen im Sinne von *Reisen nach Innen* zu bewältigen.

Mit den Zähnen knirschen

Das Zähneknirschen ist eine ebenso leicht deutbare Schlafstörung, denn der aggressive Anteil ist unüberhörbar. Die Waffen der oberen Etage kämpfen nachts mit denen der unteren und beschädigen sich dabei gegenseitig. Die Soforttherapie der Zahnärzte besteht in einer Beißschiene, die die Kontrahenten durch Einbringung dieser Plastikbarriere wirksam voneinander trennt. Aber so wenig wie entmilitarisierte Zonen zwischen kämpfenden Truppen auf Dauer eine Lösung sind, so wenig kann diese Maßnahme das Problem lösen.
Offensichtlich wäre es besser, die Zähne im übertragenen Sinn einzusetzen und sich tagsüber entsprechend durchzubeißen und dafür der nächtlichen Verbissenheit zu entsagen.

Ganz ähnlich wird auch beim so genannten Malmen und Pressen ein Aggressionsproblem deutlich, wobei hier das Zähnezusammenbeißen symbolisch sehr deutlich eine Aggressionshemmung ausdrückt. Man traut sich offensichtlich gar nicht, zuzubeißen, sondern verbeißt und verkneift sich alles Mögliche unter großem Kraftaufwand. Wer die ganze Nacht die Zähne zusammenbeißt, muss sich ungeheuer stark zusammenreißen. Das aber hat in diesem Zusammenhang sicher mit all den dunklen Themen und Gestalten der Nacht zu tun. Kein Wunder, dass die Betroffenen am Ende solch einer durchkämpften Nacht nicht erfrischt und erleichtert, sondern *zerknirscht* und erschöpft erwachen.

Wie viel sinnvoller wäre es, all diese im Mund so sinnlos verschwendeten Energien für konstruktive Projekte einzusetzen, die im eigenen Lebenszusammenhang Sinn machen. Aufklärung über verdrängte Aggressionen und Anleitungen zum Umgang mit ihnen finden sich in dem Buch *Aggression als Chance*. Wer anfängt, diese aggressiven Energien mutig zu integrieren und die heißen Eisen, die er krampfhaft von sich weisen will, anzupacken und den entsprechenden Themen in seinem Leben einen Platz zu geben, kann in absehbarer Zeit seinen Zähnen wieder die verdiente Nachtruhe gönnen. Stattdessen wird er tagsüber mehr *Biss* entwickeln, *sich besser durchbeißen* und, wo es notwendig ist, auch *die Zähne zeigen*.

Schmerzhafte Erektionen

In eine ähnliche Richtung weist die Deutung eines so auffälligen Symptoms wie der schmerzhaften nächtlichen Erektionen. In milder Form kennen die meisten Männer dieses Phänomen in den frühen Morgenstunden. Offenbar meldet hier der »kleine Mann« seine tagsüber nicht ausreichend befriedigten Bedürfnisse an. Wenn es stimmt, dass ein durchschnittlicher Mann etwa zweihundertmal am Tag an Sex denkt, kann man sich vorstellen, was hier notgedrungen unerfüllt bleibt. Schmerzhafte Erektionen zeigen den enormen Druck hinter dem Thema und das heiße, ja brennende Bedürfnis nach Erlösung der elementaren Spannung an. Dass diese besser im sozialen Kontext bewältigt wird als allein mit sich in den frühen Morgenstunden, versteht sich von selbst.

Muskelzuckungen

Zuckungen beim Einschlafen und mitten im Schlaf sprechen von muskulären Entladungen, die ebenfalls auf ungelebte und unausgedrückte Impulse des Tages zurückgehen. In der Entspannung der Nacht können sich diese Anspannungen lösen. Das Ruckartige des Vorgangs lässt vermuten, dass es sich dabei um spontane und abrupt abgeblockte Impulse handelt.

Rhythmische Bewegungen

Im Schlaf ausgeführte rhythmische Bewegungen dürften dagegen einen Versuch darstellen, zum eigenen Rhythmus zurückzufinden. Verwahrloste, hospitalisierte Kinder verraten mit entsprechend rhythmischen Bewegungen ihre inneren Nöte und den drohenden Verlust ihres Lebensrhythmus. Sie geben sich in schrecklichen Zeiten von Verlassenheit selbst einen Rhythmus, und sei es, dass sie den Kopf an die Wand schlagen.

Vergleichbare Symptome im Schlaf können als Aufforderung verstanden werden, sich mehr um den eigenen Rhythmus zu kümmern, ihn überhaupt ins Auge zu fassen und nötigenfalls zu suchen und zu leben. Wiegen, schaukeln und tanzen sind naheliegende Alternativen. Was den Schlaf angeht, wäre die beste Lösung sicher das im eigenen Rhythmus des Schläfers schwingende Bett, Näheres dazu auf Seite 103 f.

Schlafwandeln

Das Schlafwandeln, fachsprachlich Somnambulismus genannt, ist kein seltenes Phänomen. Nach Schätzungen der Deutschen Gesellschaft für Schlafforschung und Schlafmedizin gehen bis zu sechs Prozent der Erwachsenen und fünfzehn Prozent der Kinder auf nächtliche Wanderschaft. Andere Forscher meinen, dass jeder zehnte Mensch gelegentlich solche Spaziergänge im Schlaf unternimmt, vor allem in der Kindheit. Die Ursachen

sind medizinisch ungeklärt, außer bei älteren Menschen, wo das Phänomen seltener ist und häufig mit der Einnahme von Schlafmitteln zusammenhängt. Die Zwillingsforschung lässt vermuten, dass Somnambulismus auch vererbt wird.
Das Schlafwandeln geschieht ausschließlich in den Non-REM-Phasen des Schlafes. Es handelt sich also nicht um ein Ausagieren von Trauminhalten. Eher stecken Angstzustände dahinter.
Symbolisch gesehen machen sich die Betroffenen in der Dunkelheit der Nacht davon. Sie merken nichts davon, und auch sonst soll ihre Flucht wohl niemand mitbekommen. In der Regel scheinen sie sich nach einiger Zeit in ihrem Unbewussten zu besinnen und in das eigene Nest zurückzukehren. Dabei existiert keinerlei bewusste Wahrnehmung, und die »Wanderer zwischen den Welten« erinnern sich am nächsten Morgen an nichts. Sie aufzuwecken ist schwer und auch unnötig, besser ist, sie sanft zurück ins Bett zu begleiten.
Die Gefahren, die beim Schlafwandeln drohen, werden in der Regel erheblich überschätzt. Es ist aber auch nicht richtig, wie von manchen angenommen, dass Schlafwandler irrational beschützt wären. Es hat zwar selten, aber eben doch schon Abstürze und Unfälle gegeben. Die Aufgabe besteht darin, sich der eigenen Wanderlust zwischen den Welten bewusst zu werden und ihr lieber mehr auf Bewusstseinsebene zu entsprechen.

Zu früh erwachen

Ein zu frühes Erwachen kann schlicht und ergreifend damit zu tun haben, dass man ausgeschlafen ist und keine weitere Regeneration braucht. Dann steht man am besten mit den Lerchen auf und akzeptiert und genießt es, ein Morgenmensch zu sein. Es gibt eben »Eulen« und »Lerchen«; beides hat Licht- und Schattenseiten.

Frühes Erwachen ist die gute Chance, sich auf ein Leben als »Lerche« einzustellen. Dies dürfte umso leichter fallen, als vieles dafür spricht, dass die menschlichen »Lerchen« mehr vom Leben haben, zumindest den gesünderen Teil davon.

Wenn das frühe Erwachen eindeutig nicht mit Frische einhergeht, sondern mit bleibender, möglicherweise sogar bleierner Müdigkeit, kann der *deutliche* Auftrag darin bestehen, sich mit der Morgendämmerung, der Zeit des Aufbruchs und des Neuanfangs, zu beschäftigen. Wer in dieser Phase des Tages, in der – nach östlicher Auffassung – die Lebenskraft Prana am stärksten fließt, wach gehalten wird, hat hier offensichtlich etwas verloren. Dieses Etwas gilt es zu finden. Auch dazu empfiehlt es sich, einfach ruhig und körperlich so entspannt wie möglich im Bett zu bleiben und nach innen zu horchen. Gegebenenfalls kann man eine CD wie *Schlafprobleme* nutzen, um leichter an die verborgene Aufgabe heranzukommen. In der Regel wartet hinter jedem Symptom ein unschätzbares Geheimnis, ein Schatz, den es aus dem Unbewussten zu heben gilt.

Das Gefühl mangelnder Erfrischung am Morgen wird damit zusammenhängen, dass man in der Nacht entweder zu wenig Regeneration bekommt – zum Beispiel nach der Einnahme von Schlafmitteln – oder zu viel verarbeiten musste. Schwere Tage voller drückender, kaum lösbarer Probleme oder frustrierender Erfahrungen werden die folgende Nacht belasten, besonders wenn diese nicht durch ein Einschlafritual eingeleitet war.
Hier bietet sich einerseits an, Strategien zu entwickeln, um mit den Problemen – auch solchen, die sich über lange Zeit angestaut haben – schon tagsüber besser fertig zu werden. Psychotherapien in Trance wie die Krankheitsbilder-Therapie (Auskünfte beim Heil-Kunde-Zentrum Johanniskirchen, Adresse im Anhang) arbeiten bewusst auf denselben Ebenen wie die Träume und können so die Nächte (und die Tage) entlasten. Andererseits wäre es naheliegend, die Chancen der Regeneration im Schlaf auszuschöpfen und die Nacht, die sich auf negative Weise in den Mittelpunkt geschoben hat, freiwillig und mit positiver Einstellung ein gutes Stück weiter in die Mitte des Lebensinteresses zu rücken.
Wer mit einem so genannten Brummschädel erwacht, könnte dahinter – falls übermäßiger Alkoholkonsum oder Exzesse mit anderen Drogen ausgeschlossen sind – ein möglicherweise sogar bereits lange zurückliegendes Schlafdefizit vermuten. Entsprechende Hinweise finden sich auf Seite 91 ff.

Zu bedenken wäre auch, dass sich mit zunehmendem Alter meist das Schlafmuster ändert. Die Schlafdauer kann von sieben bis acht auf sechs und schließlich fünf Stunden sinken. Dafür dösen dann viele alte Menschen tagsüber. Sie machen ihr Nickerchen zu weniger passenden Zeiten und Gelegenheiten, während sie nachts schlaflos liegen und an die Decke starren. Mediziner sprechen in diesem Zusammenhang von »seniler Bettflucht«.

Ausgehend von der Idee, den Sinn hinter allen Symptomen zu suchen, weist das verminderte nächtliche Schlafbedürfnis alte Menschen darauf hin, sich mehr um die Nacht und weniger um den Tag zu kümmern. Entsprechend ist ja auch die zweite Lebenshälfte zu ihrer Aufgabe geworden. Die veränderte biologische Uhr hat also durchaus ihren Sinn und will mit ihrer Umstellung etwas bewirken.

Während es uns auf dem Hinweg zur Lebensmitte erlaubt zu sein scheint, uns mehr mit den lichten Seiten des Lebens einzulassen, werden wir auf dem Rückweg, ab der Lebensmitte, dazu angehalten, uns mit den dunklen Aspekten auseinander zu setzen. Offengebliebenes verlangt nach Bearbeitung. Das Alter ist und war in allen alten Traditionen die klassische Zeit des spirituellen Erwachens. Je früher man erwacht, desto besser wäre es in dieser Hinsicht.

Tipps für eine geruhsame Nacht

Schlafstörungen sind lästig. Nicht nur aus diesem Grund sollte man unbedingt etwas gegen sie unternehmen. Schlafstörungen verkürzen auch die Lebenszeit in drastischer Weise. Sie erhöhen das Risiko für Schlaganfall, Infarkt und Krebs. Sie machen anfälliger für Infektionen aller Art, weil sie die Abwehrkraft schwächen. Darüber hinaus steigern sie das Unfallrisiko – nicht nur am Steuer. Wer schlecht schläft, stirbt also nicht nur eher, sondern lebt auch bedeutend schlechter.

Nur müde ins Bett gehen

Körperliche und geistige Müdigkeit sind ähnlich wichtig für das Einschlafen. Ob wir die körperliche Müdigkeit durch körperliche Arbeit oder durch sanfte Bewegung wie Spaziergänge oder Sport erreichen, bleibt sich gleich. Hilfreich ist, wenn die Tätigkeit subjektiv als sinnvoll erachtet wird. Ähnliches gilt für geistige Müdigkeit. Auch hier ist es naheliegend, sich in konstruktiver Weise geistig zu fordern, um sich und das Einschlafen zu fördern. Falls man nach einer Viertelstunde noch wach liegt, wäre es sinnvoll, das Bett wieder zu verlassen. Man sollte dann so lange auf den Beinen bleiben, bis das Gefühl, »todmüde« zu sein, neuerlich auftritt und das Bett sehnsüchtig statt mürrisch aufgesucht wird.

Statt sich mit Diagnosen wie Hypersomnie oder Tagesschläfrigkeit krank machen oder krankschreiben zu lassen, wäre es viel zielführender, mit offenem Visier in den Kampf um die Schlafzeit einzutreten.

Wer nachts nicht schlafen kann, dafür aber ständig am Tag einnickt, hat offensichtliche Probleme, sich der dunklen Zeit mit all den dort drohenden Schattengestalten anzuvertrauen. So versucht das eigene Unbewusste, den Schlaf in harmlosere Zeiten zu verlegen. Dort ist aber der Schlaf zum einen nicht so wirksam. Zum anderen werden neben dem Tagesprogramm auch alle möglichen Sozialkontakte zerrüttet. Zudem macht es viel mehr Sinn, sich in der dunklen Zeit auch den dunklen Themen zu stellen.

In solch einer Situation wäre es zuerst einmal nahliegend, die unbewusste Angst vor dem Dunkel und seinen Schattenwesen anzugehen. Hierzu gibt es eine Reihe von Hilfen, wie die Selbsthilfeprogramme *Angstfrei leben* und *Schattenarbeit* (siehe Anhang). Wenn das nicht ausreicht, wäre an Psychotherapie im Sinne einer Schattentherapie zu denken (Auskünfte beim Heil-Kunde-Zentrum Johanniskirchen, Adresse im Anhang).

Der Kampf muss jedoch noch auf einer zweiten Ebene angegangen werden. Wer nämlich der Müdigkeit tagsüber nicht nachgibt, wird irgendwann wieder nachts schlafen. Die Frage, die es hier auszufechten gilt, lautet: Gewinnt das Unbewusste, oder behält das Bewusstsein die Oberhand? Der Kampf gegen die tägliche Schläfrigkeit kann zermürbend werden, aber zur Not kann

man ja aufstehen, falls man im Sitzen dem Schlaf nicht entkommt. Wer sich fest entschließt, zwischen 9 Uhr morgens und 9 Uhr abends keine Minute zu schlafen, und dies auch durchhält, wird rasch Erfolg haben.
Der Nachtschlaf tritt umso sicherer ein, wenn das Unbewusste die Botschaft bekommt, dass es keine Chance hat. Auf die Intelligenz des Körpers können wir uns jederzeit verlassen.

Loslassübungen

Der Schlüssel für ein schnelles und sanftes Einschlafen liegt in dem schon erwähnten Begriff des Loslassens.
Wer Schlaf vergeblich sucht, hat mit Sicherheit irgendetwas in seiner Vergangenheit nicht abgeschlossen, das ihn bewusst oder auch unbewusst drängt und vor sich her treibt. In solchen Fällen wären Loslassübungen zu empfehlen. In dem Buch *Die Leichtigkeit des Schwebens* habe ich Erfahrungen und bewährte Übungen zusammengetragen, die helfen, in leichte, schwebende Seinszustände einzutauchen.
Auch befriedigender Sex mit einem fulminanten Orgasmus als Abschluss fördert das anschließende Einschlafen. Der Orgasmus als kleiner Tod bahnt dem Schlaf den Weg.

Loslassen kann ich nur, womit ich fertig geworden bin. Nun sind die Aufgaben heute oft von so komplizierter Struktur und großem Umfang, dass ihre Erledigung sich über mehrere Tage, Wochen oder gar Monate hinzieht und sie gar nicht am selben Tag abgeschlossen werden können.
Wer selbstkritisch erkennt, was er gut schaffen kann, und wer sich dieses realisierbare Ziel vorgibt, könnte den Begriff des Tagewerks für sich privat wieder einführen. Das Entscheidende ist, dass *wir* es schaffen können – und nicht davon geschafft werden! Wer ein realistisches Tagewerk am Ende des Arbeitstages bewältigt hat, könnte sich zufrieden davon zurückziehen und Ruhe finden – jene Ruhe, die Einschlafen wieder zu einem selbstverständlichen und natürlichen Geschenk macht. Und wir wären zurückgekehrt in eine Situation, wie sie über Jahrtausende hinweg der Normalzustand war.
Auf diese Weise ließen sich alle Aufgaben in sinnvolle Abschnitte unterteilen, die im Rahmen eines Tagewerkes zu bewältigen sind. Je einfacher strukturiert die Aufgabe ist, desto leichter wird dies fallen. Beim Aufräumen oder Bügeln, bei der Gartenarbeit oder beim Bergwandern gelingt es in der Regel noch leicht, und deshalb kann man sich bei solchen Tätigkeiten auch gut erholen und danach erquickenden Schlaf finden. Aber natürlich ließe sich auch bei ehrgeizigen modernen Projekten ein realistisches persönliches Tagesmaß festlegen und verwirklichen.

Schlafen ist ein Instinkt jedes Menschen. Von Natur aus sind uns bestimmte Rhythmen vorgegeben: der Rhythmus der Jahreszeiten, der Tag-Nacht-Rhythmus und daraus folgend der Wach-Schlaf-Rhythmus. Diese Rhythmen sind ein elementarer Aspekt unseres Lebens. Sie haben spürbar Macht und sind nicht leicht außer Kraft zu setzen. Je weniger wir uns in sie einmischen, desto besser. Wenn wir uns von Schlafstörungen wieder befreien wollen, müssen wir zurück zu den Wurzeln gehen und uns mit dem Rhythmusproblem beschäftigen.
Der Tagesrhythmus ist zudem ein Abbild des größeren Lebensrhythmus. So spricht man auch vom Zenit des Lebens, an dem die Lebenskraft beziehungsweise die Sonne ihren Höchststand hat, oder vom Alter als Lebensabend.
Vieles deutet darauf hin, dass Menschen, die zu einem natürlichen Lebensrhythmus zurückfinden, auch ihre Schlafstörungen verlieren. Hierzu einige Hinweise:
Viel natürliches Sonnenlicht hilft, den Schlaf-Wach-Rhythmus wiederzubeleben. Nach Forschungen des Chronobiologen Till Ronneburger aus München wird etwa zwei Stunden früher müde, wer pro Woche mehr als dreißig Stunden im Freien verbringt. Wer weniger als zehn Stunden im Freien war, ermüdet entsprechend zwei Stunden später. Viel natürliches Licht macht der inneren Uhr offenbar Beine.
Wenn sich in den langen, dunklen Wintermonaten, in denen der Unterschied zwischen Tag und Nacht langsam in trüben Wetterverhältnissen untergeht, auch auf

seelischer Ebene Trübsal einstellt, liegt dies an einem Überhandnehmen des Nachthormons Melatonin im Blut und vor allem im Gehirn sowie an einem Absinken des stimmungsaufhellenden Serotonin. In dieser Situation kann eine intensive Lichttherapie mit speziellen Lampen einige Besserung bringen. Es hat sich auch gezeigt, dass allein reichlich Sonnenlicht während des Tages geeignet ist, einen durcheinander geratenen Schlaf-Wach-Rhythmus wieder zu normalisieren. Im Normalfall reicht das Aufsuchen der Sonne bis hin zu ausnahmsweise längeren Sonnenbädern. Im hohen Norden und selbst in unseren Breiten – etwa bei langen Nebelperioden – kann es diesbezüglich zu Mangelerscheinungen kommen.

Für so gut wie alle Schlafstörungen empfiehlt sich das Einhalten eines weitgehend stabilen Schlaf-Wach-Rhythmus, der auch am Wochenende beibehalten wird. Manchen Menschen fällt es tatsächlich schwer, an freien Sonn- und Feiertagen auszuschlafen und an Arbeitstagen mit Wecker deutlich früher aufzustehen. Ihnen hilft ein eher konstanter Rhythmus von täglich gleichen Aufsteh- und Zubettgehzeiten. Wenn dann noch die individuell sinnvollen Schlafzeiten beachtet werden, kann sich hier ein guter Ansatz ergeben. Eine Gefahr würde lediglich darin liegen, in eine gewisse Unflexibilität oder gar Starre zu geraten. Allerdings ist das Zurückfinden zu einem befriedigenden Schlafverhalten erst einmal vorrangig, und ein zu starrer Takt kann dann später wieder in einen lebendigen Rhythmus verwandelt werden – lebendig in dem Sinn, dass er vom Leben und seinen individuellen Notwendigkeiten mitbestimmt wird.

Die einfachsten Schlafmittel liegen im Bereich einer Lebensführung, die den Schlaf nicht aktiv verhindert. Früher kannte man in der Medizin den Leitsatz *Nil nocere* (»Nicht schaden«). Jede abendliche Beschäftigung ließe sich unter dem Aspekt betrachten, ob sie den Schlaf eher fördert oder beeinträchtigt.

Falls man glaubt, nachts überhaupt nicht mehr schlafen zu können (Schlafhypochondrie), bewährt sich am besten eine Doppelstrategie. Zum einen kann bereits mehr Wissen über den Schlaf helfen (siehe dazu auch der auf Seite 40 f. beschriebene einfache Versuch, während der scheinbar durchwachten Nacht jede Viertelstunde mit einem Kreuzchen abzuhaken). Wer zum anderen zusätzlich das Wirken sich selbst erfüllender Prophezeiungen durchschaut, wird deutlich weniger leicht ihr Opfer.

Überhaupt ist das Durchschauen der Entwicklung seelischer Muster ein erster entscheidender Schritt zu ihrer Überwindung. Geschieht dies obendrein in Trance, also durch Betonung der archetypisch weiblichen rechten Gehirnhälfte etwa im Rahmen von Entspannungsprogrammen wie *Schlafprobleme*, kann sich auf derselben Ebene zudem die Lösung ergeben. In tiefer Entspannung wären auch die Ursachen von Sorgen und Ängsten am besten anzuschauen und zu durchschauen.

Gedankenspiele, Meditationen, Gutenachtgeschichten

Da es meist der Intellekt ist, der gedankenwälzend den Schlaf verhindert, sollte man ihn anders beschäftigen. Die Ablenkung funktioniert, da er nicht mehrere Themen gleichzeitig bearbeiten kann. Zum Beispiel lassen sich sogar sehr erregte Patienten in tiefe Trance und damit Ruhe führen, wenn es nur gelingt, ihre Aufmerksamkeit ab- und umzulenken. Besonders geeignet sind für dieses Vorgehen einfache Gedankenspiele wie etwa Meditationen über wichtige Themen, mit denen sich zu beschäftigen wirklich lohnt.

Weniger sinnvoll, aber manchmal auch wirksam, ist, den Intellekt so sehr zu langweilen, dass er gleichsam aussteigt und abschaltet. Die zum Einschlafen förderliche Monotonie kann hingegen mit Gewinn in entsprechende Rituale einfließen, die den Tag gut beenden und dem Schlaf Tür und Tor öffnen. In diesem Sinne mag alles, was in eine ruhige Gemütslage führt, was den Geist befriedet und zur Ruhe kommen lässt, ein wirksames Einschlafmittel sein, als da wären gute Bücher, die jene Geschichten enthalten, die früher die Alten erzählt haben.

In diesem Zusammenhang wäre auch an gute Filme zu denken. Schädlich ist nur das »Sichzumüllen« mit undifferenzierten Fernsehprogrammen. Wer bedenkt, dass er die Themen, mit denen er sich vor dem Einschlafen beschäftigt, mit in den Schlaf nimmt, fände sowieso kaum ein Fernsehprogramm, bei dem er riskieren dürfte, in Trance zu fallen.

Zu den beruhigenden Methoden gehört das berühmte Schäfchenzählen. Oder man zählt die Sterne an einem imaginierten Nachthimmel. Man kann auch einfach bis hundert und dann wieder zurückzählen – am besten noch in einer Sprache, die einem nicht völlig geläufig ist, sodass man leichter bei der Sache bleibt, bis der Schlaf einen einholt. Hauptsache, der Intellekt beginnt nicht wieder sein altes Lieblingsspiel und produziert neuerlich Gedankenschleifen. Sobald er dabei ertappt wird, gilt es sogleich zu der für ihn sinnlosen Zählübung zurückzukehren. Er wird allerdings nur widerwillig gehorchen, da er alles Sinnlose hasst – ohne leider die Sinnlosigkeit seines eigenen Gedankenwälzens zu durchschauen.
Der anspruchvollste Weg, den Intellekt zu ermatten, besteht in seiner Überforderung mit Hilfe von einem Koan aus der Tradition des Zen-Buddhismus. Darunter versteht man eine Formulierung, ein Zitat oder eine Episode aus dem Leben eines Meisters, deren Kennzeichen das Paradoxe ist, die also nur jenseits (*para*) des Denkens (*dokein*) erfasst werden kann. Ein berühmtes Koan verlangt beispielsweise, das Klatschen einer Hand zu hören. Ein anderes bekanntes Koan fordert die Befreiung einer Taube, die mit dem Kopf aus einer wertvollen Mingvase herausschaut, ohne dabei die Vase zu zerstören. Hier kann der Intellekt nun seinem Lieblingsspiel nachgehen und das Problem in alle Richtungen drehen. Durch den eingebauten rituellen Aspekt steigt allerdings die Chance beträchtlich, dass es ihm langweilig wird, er abschaltet und der ohnehin übermüdete Organismus seine (Schlaf-)Chance wahrnimmt.

Ganz ähnlich lassen sich geführte Meditationen einsetzen. Wer sich mit sanften und die innere Ruhe fördernden Seelenbildern beschäftigt, kann nicht gleichzeitig sorgenvolle Gedanken wälzen. Insofern sind solche Meditationen einer der einfachsten Wege in die jenseitige Welt. Vor allem haben sie den großen Vorteil, schon vorab in Entspannung und Trance zu führen. So wird der erste Schritt zum Hinübergleiten gleich zu Beginn erfolgreich absolviert, und die Entspannung kann sich rasch weiter vertiefen.

Auf dem Gegenpol finden sich spannende Gutenachtgeschichten und Märchen für Kinder, die offenbar ebenfalls gut auf die dunkle Welt der Nacht vorbereiten. Wie wichtig Gutenachtgeschichten zur Begleitung der Kleinsten ins Traumreich sind, wissen die meisten Eltern aus Erfahrung.

Später im Leben werden die spannenden Geschichten und Märchen zunehmend durch Krimis und Abenteuerromane ersetzt, sie dürften das Terrain aber ähnlich bereiten. Hier wird die Antwort auf die Frage liegen: »Warum geht die Mimi ohne Krimi nie ins Bett?« Solche Gewohnheiten bekommen rasch Ritualcharakter.

Die Gutenachtgeschichte für Erwachsene mag auch einem Nachtgebet ähnlich werden oder in die Nähe einer geführten Meditation rücken. Die eigenen individuellen Bilder haben oft eine stärkere Wirkung als die vorgegebenen. Wer sich auf geführte Meditationen stützen will, hat eine reiche Auswahl passender CDs.

Auch Schlaflieder erfreuen sich in allen Kulturen großer Beliebtheit und gehören fest zum Erfahrungsschatz der Menschen. Seit neuestem ist ihre Wirkung auch wissenschaftlich belegt, und zwar bei den Allerkleinsten, den Frühchen. Wenn man ihnen Schlaflieder vorsingt, schlafen sie ruhiger und fester und haben eine langsamere Pulsfrequenz.

Einschlafrituale schaffen

Kleine persönliche Schlafrituale – von der Gutenachtgeschichte der Kindheit über den Gutenachtkuss bis hin zum Schlummertrunk – können, wenn sie mit Energie und Bedeutung geladen werden, das genaue Gegenteil der negativen Konditionierung auf Schlaflosigkeit bewirken. Zum Einschlafen sind Rituale sehr bewährt, wie wir es bei Kindern noch erkennen können. Ihre oft unverzichtbaren Ritualgegenstände wie flauschige Schlaftiere sind unersetzlich.

Der auf Kinder spezialisierte Psychoanalytiker Donald W. Winnicott spricht bei den Einschlafhilfen von »Übergangsobjekten«. Kinder brauchen sie – vor allem in der Zeit, bevor sie sich verbal gut ausdrücken können –, um den Übergang in das Schlaf- und Traumreich zu bewältigen.

Ohne sich dessen bewusst zu werden, basteln sich viele Erwachsene ihr eigenes Schlafritual zusammen. Es beginnt oft mit dem Gang ins Badezimmer. Sich den Tag *abzuschminken*, während man sich mit Reinigungslotion die Make-up-Reste entfernt, wäre gar keine so schlechte Idee. Der Tag ließe sich auch unter der Dusche konkret und symbolisch abwaschen. Man könnte sogar die abendliche Zahnpflege als eine Art Waffenpflege er-

kennen und zu einem bewussten Abschied von den Aggression(swerkzeug)en des Tages gestalten.
Natürlich erfüllen auch Abend- und Gutenachtgebete die Rolle von Ritualen. Wer sich am Ende des Tages mit seinem Herrgott oder der großen Mutter (Maria) verständigen kann, ist natürlich ebenfalls gut beraten, was die Sorgen als Hauptstörenfriede der Nacht angeht.
Meditationen können eine ähnliche Funktion bekommen. In dem Maße, wie sich ein stabiles Bewusstseinsfeld für diese rituellen Momente entwickelt, gewinnen sie an Kraft und setzen sich so mit der Zeit immer leichter und schließlich wie von selbst durch. Irgendwann wird es dann sogar schwierig, sie zu durchbrechen und außer Kraft zu setzen.
Raucher kennen das von ihrem Zigarettenritual, genauso Sportler, wenn sie am Ende ihrer Karriere den alten harten Trainingsalltag den neuen Erfordernissen anpassen wollen.
Jeder Handgriff vermag so am Abend zum Schlafritual zu werden, vor allem wenn man bedenkt, dass es auf dem Entwicklungsweg letztlich darum geht, den ganzen Tag zu einem bewussten Ritual zu machen. Je bewusster das Ritual zusammengestellt und gelebt wird, desto wirksamer kann es naturgemäß helfen, die Schwelle zur jenseitigen Welt der Nacht zu überschreiten.
Wer sich im Alltag beim Überschreiten einer noch so profanen Schwelle bewusst ist, dass er ständig diesen einen entscheidenden Übergang zwischen den Welten übt, wird sich mit allen Übertritten leichter tun. Er wird nicht nur schneller einschlafen, sondern auch in der Erotik ge-

nussvoller loslassen und »natürlich« auch bewusster und leichter sterben können.

Das Danken am Ende des Tages: Von dem Benediktiner David Steindl-Rast habe ich ein wundervolles Ritual gelernt. Er empfahl mir, jeden Abend meinen Dank an die Schöpfung auszudrücken. Ob in Form eines Nachtgebetes oder einer geführten Meditation – dieses Dankritual wird immer Beruhigung mit sich bringen und zum Beispiel den Atem verlangsamen und vertiefen.
Auf die Frage, was zu tun sei, wenn einmal gar kein Grund zum Danken bestehe, antwortete David lächelnd, es gebe immer genug Gründe zu danken, meist sogar mehr, als zu klagen. Solange es noch genug Luft zum Atmen gibt, genug Wasser zum Trinken und die Kraft zu lächeln, hat er jedenfalls Recht.
Eine gute und zudem die Gesundheit fördernde Idee wäre, dem Körper für all seine Dienste während des Tages zu danken und sich vielleicht auch für alles zu entschuldigen, was man ihm während des Tages zugemutet hat.
Dankbarkeit zu zeigen ist übrigens nicht nur ein gutes Einschlafritual, sondern auch eine gute Vorübung für das große Schlussritual am Ende des Lebens. Wer rechtzeitig gelernt hat, auf jeden Tag dankbar zurückzublicken, wird mit dieser Haltung auch viel leichter auf das jeweils vergangene Jahr und irgendwann dann auch auf das wirklich letzte Jahr und das ganze Leben zurückschauen können.

Den Tag Revue passieren lassen: Ein weiteres sehr wirksames Einschlafritual besteht darin, den Tag noch einmal Revue passieren zu lassen. Bilanz zu ziehen ist nicht nur in wirtschaftlicher Hinsicht geboten, sondern auch seelisch wichtig. Wer den Tag mit einem Rückblick abschließt, wird viel besser mit ihm fertig.
Sobald man entspannt im Bett ruht, geht man beginnend mit dem Abend Schritt für Schritt zurück und verweilt jeweils einen Augenblick bei den wichtigeren Ereignissen, so wie sie mit den jeweils spontan auftretenden Gedanken erscheinen, um schließlich am Morgen des gerade verstreichenden Tages anzukommen. Im Idealfall endet der Rückblick bei den Träumen der letzten Nacht. Dabei werden die Themen des Tages mit Distanz betrachtet. Das Erlebte wird Punkt für Punkt abgehakt und der Vergangenheit übergeben, während man selbst weitergehen und träumen kann. Ein besserer Übergang in die Welt der Träume, die auf einen wartet, lässt sich kaum wünschen.
Erfahrungsgemäß kann das Dankritual sehr gut mit dem Ritual des Rückblicks verbunden und zu einem einzigen starken Einschlafritual verschmolzen werden. Darüber hinaus lassen sich beide Tagesabschlussrituale mit konkreten Einschlafhilfen verbinden, zum Beispiel mit einem warmen Bad. Noch aktivere Komponenten können Spaziergänge sein oder alle Formen so genannter aktiver Entspannung wie der Muskelentspannung nach Jacobson (siehe Seite 83 f.).

Die Schlafzeit objektiv messen

Falls Schlaflosigkeit und Unausgeschlafensein im Sinne der Lebensflucht als universale Erklärung für alle Missstände herhalten müssen, hilft vor allem die Erkenntnis, dass die Leistungsfähigkeit nicht nur von der Zahl der geschlafenen Stunden abhängig ist. In solchen Situationen kann auch die bereits erwähnte Objektivierung der Schlafzeit weiterhelfen (siehe Seite 40 f.). Auf diese Weise werden meist mehr geschlafene Stunden gezählt, als die Schlafgestörten selbst glauben. Die Aussage »Ich drücke die ganze Nacht kein Auge zu« stimmt dann insofern, als die Augen – öfter als zugegeben – immer wieder *von selbst* zufallen.

Einschlafprobleme nicht belohnen

Bei durch Belohnung »erlernten« oder verstärkten Schlafproblemen ergeben sich einige einfache Maßnahmen als Auswege. Sie sind nur als eine erste Hilfe zu betrachten und vor allem zur Unterstützung tiefer gehender Therapieansätze geeignet, denn es sei nochmals betont, dass Erlernen ein Erklärungsmodell ist, das die Tiefe der Problematik nicht erschöpfend erfasst.
Im Fall des durch Belohnung verstärkten Schlafproblems läge es nahe, auf das Nicht-einschlafen-Können in Zukunft negativ zu antworten, also in der schlaflosen Zeit lieber unliebsame Arbeiten zu verrichten. Dahinter steht der Gedanke: »Wenn ich schon nicht schlafen kann und mich deshalb schlecht fühle, ist es sowieso egal. Dann

stehe ich eben auf und mache Ordnung oder arbeite Liegengebliebenes durch.« Auf diese Weise wird die alte Konditionierung aufgelöst und das Nicht-schlafen-Können nicht länger als angenehmes Ausweichmanöver verstanden.

Das Feld des Schlafens verändern

Bei der Verknüpfung des Schlafplatzes mit Schlafproblemen läge es nahe, das Bett und möglicherweise das ganze Schlafzimmer so weit zu verändern, dass sich ein anderes Feld aufbaut.
Wer zum Beispiel weiß, dass die Gestaltung seines Schlafzimmers nach den Kriterien des Feng Shui ideal für ihn ist und zu schönen, klaren Träumen führen soll, ist gut beraten, sich um die praktische Umsetzung zu kümmern. Ob die Lehre des Feng Shui nun objektiv stimmt oder nicht, spielt dabei kaum eine Rolle, zumal es in solchen Bereichen keine echte Objektivität gibt. Wer jeden Abend daran denkt, wie viel Energie und Achtsamkeit er auf sein ganz besonderes Bett samt allen Accessoires verwendet hat, ist ebenfalls in einer guten Position.
Ein ganz sicherer Tipp, der zudem nichts kostet und obendrein enorm Zeit spart sowie eine äußerst wirksame Paartherapie mit einschließt, ist der Hinauswurf des Fernsehapparates aus dem Schlafzimmer.

Für Ruhe und Dunkelheit sorgen

Zum Schlafen brauchen wir Ruhe und Dunkelheit. Nur im Dunkeln kann das schlaffördernde Hormon Melatonin in ausreichendem Maß gebildet werden. Aus diesem Grund sind für Menschen, die wegen ihrer Schichtarbeit tagsüber schlafen müssen, gegebenenfalls sogar Schlafmasken zu empfehlen, wenn auch natürlich ein dunkler Raum bequemer und besser wäre.
Grundsätzlich wäre das ruhigste und abgeschirmteste Zimmer als Schlafraum zu wählen, um Störungen von außen wie Verkehrslärm so gering wie möglich zu halten. Selbst an ganz normalen Lärm, an den wir uns subjektiv durchaus gewöhnen, kann sich unser Körper nicht ausreichend anpassen. Er nimmt Schaden, ohne dass wir es lange Zeit bemerken. Lärm macht auf Dauer wirklich krank. Zur Not kann man Ohrstöpsel verwenden. Es gibt inzwischen sogar Modelle, die eine gute Lärmdämmung bieten sollen, ohne das Gefühl des Ab- und Ausgeschlossenseins zu vermitteln. Man würde sogar noch einen Wecker hören, hat aber vor dem lärmenden Rauschen etwa des Verkehrs oder dem Schnarchen des Partners seine Ruhe. Der Einbau von Schallschutzfenstern wäre ebenfalls denkbar. Allerdings lassen wir damit auch keine frische Luft mehr herein.

Schlafkleidung gut auswählen

Statt für die passende, gesunde Schlafkleidung zu sorgen, neigen viele dazu, ihr Schlafzimmer stark zu überheizen, um nur ja nicht zu frieren. Dabei wäre es besser, in der frischen Luft eines kühlen Zimmers zu schlafen und für warme Füße zu sorgen. Der Weg über scheinbar altbackene Utensilien wie Bettschuhe, in Wahrheit eher warme Strümpfe, wäre dabei immer noch sinnvoller, als eine Heizdecke in Betrieb zu nehmen, da diese unweigerlich zur Schwächung des Immunsystems führt. Der Körper verlernt durch die Heizdecke, selbst für genug Wärme zu sorgen. Die Bettschuhe helfen ihm dagegen lediglich, seine eigene Wärme zu bewahren.
Ähnlich wie den völlig aus der Mode gekommenen Bettschuhen ergeht es inzwischen sogar Schlafanzug und Nachthemd. Beide sind jedoch viel gesünder, als ein ungemütlicher Nacktzustand. Angenehm weite, hautfreundliche Schlafbekleidung aus Naturmaterialien wärmt nicht nur, sondern saugt auch Schweiß auf. Es ist normal, bis zu einen Liter Flüssigkeit pro Nacht über die Haut zu verlieren. Einen halben Liter wird jeder auf diesem Weg abgeben. Gute Schlafbekleidung kann einen großen Teil davon aufnehmen. Bei Nacktschläfern wird der Schweiß direkt ins Bett abgegeben und belastet es auf Dauer.
Einfach die Unterwäsche anzulassen, statt sich für die Nacht zu kleiden, ist keine Lösung. Zum einen bedeckt die Unterwäsche den Körper zu wenig; sie kann also nur einen Teil des Schweißes aufsaugen. Zum anderen ist es hygienisch bedenklich, zu lange im selben Milieu zu verbringen.

Im Vollbad entspannen

Der Tag lässt sich entspannt in einem warmen Bad (nicht über 37 Grad) abschließen. Wenn man noch etwas Melissen- oder Lavendelöl hinzufügt, kann es zusätzlich wohl tun. Auch ein Entsäuerungsbad wie das von der Firma Orgon vermag wertvolle Dienste als Einschlafhilfe zu leisten.

Im warmen Wasser können die Muskeln gut entspannen. Je nach Größe der Badewanne kann ein Dehnungsritual anschließen, das dazu dient, die Tagesanspannung in den wichtigsten Muskeln bewusst zu lösen.

Kneipp-Übungen

Warme Füße sind eine elementare Voraussetzung für guten Schlaf. So kommen auch all die Kneippschen Wasseranwendungen – von kalten Arm- und Wadenwickeln über Wasser-, Tau- oder Schneetreten bis zu Wechselduschen – in Frage. Sie helfen, das Blut in die Haut, unser größtes Organ, zu verlagern, und entlasten damit den überladenen Kopf.

Eine Verbindung zum warmen Bad wäre die Kneipp-Übung, bei der man nass, also ohne sich abzutrocknen, ins Bett zurückkehrt und sich dort während des Einschlafens trocknen lässt. Im Sommer ist dies vor allem nach kaltem Duschen angenehm.

Ansteigende Fußbäder

Eine einfache und naturheilkundlich gesunde Maßnahme ist das ansteigende Fußbad. Obendrein führt es zu sehr warmen Füßen, was allen, die im Leben mit einem niedrigen Blutdruck unterwegs sind, angenehm sein wird. Bei Einschlafproblemen sind ansteigende Fußbäder, die das Blut aus dem Großhirn in die Füße hinunterziehen, eines der wirksamsten Mittel. Es wird der gegenteilige Effekt wie bei den »Bluttransfusionen« durch Hochlagerung der Füße erreicht. Wer für das ansteigende Fußbad das Schiele-Kreislaufgerät (Bezugsquelle siehe Anhang) nutzt, kommt in den Genuss von zusätzlichen positiven Effekten.

Den niedrigen Blutdruck erhöhen

Bei einigen Menschen mit niedrigem Blutdruck führt der Genuss von Kaffee, der andernfalls ein sicherer Schlafverhinderer und als solcher sehr geschätzt ist, zum so genannten paradoxen Einschlafen. Ein schonenderer Einschlafversuch könnte darin bestehen, einfach die Beine hochzulagern und so eine Art nächtliche »Bluttransfusion« aus unteren Partien nach oben zu gewährleisten.

Sowohl der Kaffeegenuss als auch die Transfusion wirken in diesem Fall schlafanbahnend, weil sie den nächtlich noch weiter absinkenden Blutdruck zumindest leicht erhöhen. Auch warme Wollsocken können manchmal Wunder wirken.

Leberwickel

Für einige besonders überdrehte Menschentypen, die zu Bluthochdruck neigen, kann es sich bewähren, mit einem Leberwickel ins Bett zu gehen. Dabei sinkt nicht selten auch spürbar der Blutdruck. Vielleicht ist dies sogar der Grund für die schlaffördernde Wirkung, die viele Fastende vom Leberwickel kennen. Für Menschen mit niedrigem Blutdruck ergibt sich meist keine weitere Blutdrucksenkung, was jedoch individuell zu prüfen ist.

Körperliche Bewegung

Auch einfache Abendspaziergänge bewirken eine bessere Durchblutung, besonders wenn man etwas zügiger ausschreitet, sodass viel Blut in die Muskeln abgezogen wird. Ein wenig sanfter Abendsport könnte denselben Zweck noch gesünder erfüllen, wobei auch an ruhige Übungen aus dem Tai Chi, Qi Gong und Yoga zu denken wäre.

Muskelentspannung

Den Weg über die bewusste Anspannung zur Entspannung nimmt die Progressive Muskelrelaxation nach Jacobson. Der Name hört sich komplizierter an, als es ist. Man spannt – am besten schon gemütlich im Bett liegend – die Muskeln der verschiedenen Körperregionen der Reihe nach von den Beinen bis hinauf zum Gesicht an und hält diese Spannung, bis sie schier unerträglich wird, und lässt dann jeweils sehr bewusst und mit einem Mal los. Wohlige Wärme wird sich ausbreiten, wenn die Energien wieder ins Fließen kommen, und nicht selten fließt man gleich mit hinüber in Morpheus' Arme.

Bei Schnarchern für einen sanften Atem sorgen

Alle möglichen Hausmittel von Nasenpflastern, die die Nase weiter öffnen sollen, bis zu Nasenklemmen, die sie ganz verschließen, bieten keine rechte Abhilfe bei Schnarchen. Die schnellste und sinnvollste Selbsthilfe-Maßnahme käme vom Bettpartner. Falls er oder sie den Schnarcher wütend aufweckt, ist das Übel zwar kurzfristig beseitigt, aber es ist nur eine Zeitfrage, bis wieder dieselbe Schlaftiefe erreicht und weitergesägt wird. Es wäre viel klüger für beide Seiten, der Partner würde sanft dafür sorgen, etwa durch Streicheln und kleine Lageveränderungen des Kopfes, dass der Störenfried in tiefere Schlafebenen eintaucht und die Rückenlage vermeidet. Dann kehrt für längere Zeit wieder Ruhe ein. Generell gilt: In der Löffelchenstellung wird viel weniger geschnarcht.
Natürlich könnte man das Problem Schnarchen und Schlafapnoe auch direkter angehen und gleich nach den seelischen Ursachen forschen oder doch wenigstens die Zwischenebenen angehen wie Gewichtsabnahme, Steigerung der körperlichen Fitness oder Korrektur der

Schlafposition. Die tiefergehende Therapie müsste darin bestehen, sich gezielt mit jenem gemiedenen weiblichen Bereich der Nacht und all seinen Gefahren, aber auch Schätzen einzulassen. Neben geführten Meditationen, die diese Seelenbilderwelten erschließen, kämen gezielte Atemtherapien und hier vor allem der verbundene Atem in Frage, die nicht nur das Atemmuster verbessern, sondern auch einen gesünderen Zugang zum Rhythmus vermitteln. Schließlich wäre auch an eine rechtzeitige Krankheitsbilder-Therapie zur Aussöhnung mit der eigenen weiblichen Seite zu denken.

Naturmedizinische Schlafmittel

Durch Selbstbeobachtung haben Menschen schon früh herausgefunden, welche Nahrung, welches Kraut und welches Verhalten ihren Schlaf fördert oder aber stört. Natürliche Schlafmittel sind deshalb zu allen Zeiten bekannt gewesen.

- Bier kann durch den enthaltenen Hopfen einschläfernd wirken. Humulus, der Hopfen, ist natürlich auch in anderer Darreichungsform zur Schlafanbahnung geeignet. Ähnliches gilt für Melisse, Lavendel, Passionsblume oder Baldrian. Solche Mittel haben eine milde, überschaubare Wirkung und sind – falls nicht in allzu großen Mengen verwendet – am ehesten zu empfehlen. Lavendel wird in Form von Tees, aber auch als Badezusatz und sogar als Aromaöl in Duftlampen mit Erfolg angewandt. Bei der Anwendung von Baldrian ist etwas Geduld notwendig, aber er hat den Vorteil, sogar gestörte Schlafrhythmen positiv zu beeinflussen. Eine bei uns noch eher als Geheimtipp gehandelte Pflanze ist der Kalifornische Goldmohn, der ebenfalls auf natürlichem Weg für die notwendige Bettschwere sorgen kann.

- Ein Glas warme Milch mit Honig ist ebenfalls ein bewährtes Schlafmittel aus der Volksmedizin. Hier tritt die beruhigende Wirkung wohl vor allem durch eine Regression in kindliche Zeiten ein, als die Welt noch in Ordnung war und süße Milch einem reichlich zufloss. Wer aus verständlichen Gründen als Erwachsener keine Milch mehr gewöhnt ist und sie deshalb auch schlecht verträgt, könnte es mit Sojamilch versuchen.

- Während der Milch-Schlummertrunk zu empfehlen ist, wäre es jedoch nicht ratsam, kurz vor dem Schlafengehen ausgiebig zu essen. Es wird zwar das Blut in den Verdauungstrakt geschickt und der Kopf findet Entlastung, was zum Einschlafen führt. Aber die Schlafqualität ist wegen des überlasteten Verdauungstraktes spürbar herabgesetzt. Außerdem behindert spätes Essen die Ausschüttung ausreichender Mengen an Wachstumshormon.

- Eine besonders angenehme Form der Schlafförderung aus Gottes Apotheke ist das Kräuterkissen. Hier kommen die bereits erwähnten Heilpflanzen als Füllung in Frage, besonders Hopfen und Lavendel. Wenn man von beiden Kräutern je 200 Gramm zu gleichen Teilen mischt, erhält man eine recht intensiv duftende Einschlafhilfe. Auch das reine Hopfenkissen hat sich bewährt. Neuerdings wird auch von wissenschaftlicher Seite anerkannt, dass es sich dabei durchaus um pharmakologisch relevante Wirkungen handelt. Solche kleinen Einschlafhilfen sind inzwischen wieder in vielen Bettengeschäften und Reformhäusern erhältlich.

- Ein Glas Wasser mit einigen Tropfen Rescue Remedy aus dem Schatz der Bachblüten ist ebenfalls eine oft hilfreiche Maßnahme der Naturmedizin. Das feinstoffliche Mittel wirkt harmonisierend auf die Seele und besänftigt Ängste und innere Unruhe.

- Manchen kann die maßvolle Einnahme von Magnesium, dem »Salz der inneren Ruhe«, helfen.

- Der Vitamin-B-Komplex wäre noch zu den Mitteln der Naturheilkunde zu rechnen. Seine maßvolle Einnahme wird manchen Schläfern helfen, ihre Nerven zu beruhigen und zu mehr und intensiveren Träumen zu gelangen.

Hände weg von chemischen Schlafmitteln

Chemische Mittel sind ihrer Unnatur entsprechend weit weniger als die Schlafmittel aus der Naturmedizin zu empfehlen, denn ihre Nebenwirkungen betreffen nicht nur den Schlaf. Meist beziehen sich die Nebenwirkungen chemischer Mittel vorrangig auf die Störung genau jenes Schlafes, den sie herbeizwingen sollen. Viele Schlafmittel behindern die REM-Phasen, die Zeiten mit der höchsten Traumaktivität, indem sie die Träume unterdrücken. Damit verhindern sie sozusagen aus sich selbst heraus ihr Absetzen. Denn dieses ist dann oft mit einem schlagartigen Nachholen der wichtigsten angestauten Trauminhalte verbunden. Da wir davon ausgehen müssen, dass Albträume eine Art von nächtlicher Schattentherapie darstellen, gehören sie zu den wichtigsten Träumen. Wenn sich aber Albträume nach dem Absetzen solch eines Mittels gehäuft einstellen, werden viele Schlafgestörte es voller Schreck gleich wieder einnehmen. Sie glauben, dass es die beängstigenden Träume verhindert, während es sie in Wahrheit nur aufstaut.

Alkohol taugt nicht als Schlafmittel

Alkohol stört die Schlafarchitektur. Im Übermaß genossen bewirkt Alkohol außerdem ein zu frühes Erwachen. Schuld daran ist erstens der Blasendruck, denn Alkohol wirkt harntreibend. Zweitens weckt der Durst, weil der Körper sich ausgetrocknet fühlt.

Fasten

Eine Methode wie das Fasten, das der Seele häufig Flügel verleiht, weil es sie ein wenig vom Körper löst, kann den Schlaf fördern – und auch das Verhältnis zum Tod bessern. Der Volksmund weiß, wie sehr Essen und Trinken, also die materielle Versorgung des Leibes, diesen an die Seele bindet. Wenn Essen und Trinken Leib und Seele zusammenhält, kann Fasten natürlich deren Lösung voneinander fördern. Insofern ist es nicht verwunderlich, wenn wir fastend erleben, dass sich der Schlaf verändert und über einige Zwischenstadien zu einem natürlichen Rhythmus zurückfindet.

Wellentherapie

Auf der Basis neuer wissenschaftlicher Erkenntnisse haben kanadische Wissenschaftler eine Infraschallwellen-Therapie entwickelt, die in Form einer CD (*Somnia 1* der Firma Infrasonics) auf dem Markt ist. Diese Methode vermag nicht nur vielen Schlafgestörten zu helfen, sondern von ihr profitieren auch die guten Schläfer, weil sie nebenbei ein großes Potenzial an Regenerationskraft erschließen kann. Letzteres ist allerdings im Gegensatz zum schlaffördernden Effekt noch gar nicht ausreichend erforscht, wobei es sich logisch aufdrängt.

Gute Weckzeiten sind – entsprechend den verschiedenen Tiefschlaf- und REM-Phasen – nach fünfeinhalb Stunden, nach sieben und nach achteinhalb Stunden Schlaf. Besonders bei wenig Zeit zum Schlafen ist dies wichtig zu beachten, denn nach fünfeinhalb Stunden fühlt man sich ausgeschlafener als nach sechseinhalb. Wer dies berücksichtigt und darauf verzichtet, aus rein quantitativen Gesichtspunkten seine inneren Rhythmen zu missachten, wird erleben, wie auch in diesem Zusammenhang weniger mehr sein kann.

Hierin liegt zudem eine Erklärung für die Tatsache, dass ein längerer Mittagsschlaf weniger erfrischend ist als ein maximal halbstündiges Nickerchen. Wer sich dabei vom Wecker zurückholen lässt, sollte den richtigen Zeitpunkt bedenken und sich nicht aus der schon begonnenen Tiefschlafphase reißen lassen. Das Respektieren dieser Rhythmik ist über den Schlaf hinaus von Bedeutung. Wer sie achtet, schläft nicht nur besser, sondern macht sich auch das Leben insgesamt leichter.

Nach dem morgendlichen Erwachen steht man am besten gleich auf und wird aktiv, statt sich noch lange in den Kissen herumzudrücken. Wie der Start, so das Rennen – wie wir den Tag beginnen, so wird er weitergehen und enden.

Das Schlafdefizit abbauen

Es ist wichtig, ein Schlafdefizit auszugleichen, denn es hat gefährliche Auswirkungen. William Dement, einer der Päpste der modernen Schlafforschung, geht davon aus, dass Menschen mit großem Schlafdefizit im Alter verstärkt zu Fettleibigkeit, Diabetes und Hirnschäden neigen. Er erklärt es damit, dass ein Gehirn, das nachts nicht genug Ruhe bekommt, sich diese tagsüber nimmt und so für andere wesentliche Dinge ausfällt. Thomas Roth von der schlafmedizinischen Abteilung des Henry Ford Hospitals macht diesen Sachverhalt anschaulich, wenn er erklärt, dass ein Schlafdefizit von zehn Stunden einer Alkoholisierung von 0,5 bis 1,0 Promille entspricht.

Nun ist es möglich, das Schlafdefizit der vergangenen Nacht in der Regel über Büroschlaf und die entsprechenden Nickerchen nachzuholen. Lange Wachzeiten können damit jedoch nicht ausgeglichen werden. Wer einmal zwei Nächte lang kaum am Stück geschlafen hat – zum Beispiel wegen einer ungünstigen Diensteinteilung –, wird zwar weiterhin funktionieren, aber seine Reaktionszeit und seine Leistungsfähigkeit gehen deutlich zurück. Selbst wenn der Betroffene diese Einschränkungen selbst kaum bemerkt, sondern sogar eher zu einer leichten Euphorie tendiert, wie es viele von durchgemachten Nächten kennen, kommt dieser Zustand in der objektiven Bewertung schlecht weg.

Wenn nach einer langen Wachzeit von bis zu fünfzig Stunden wieder Schlaf möglich ist, wird man in der Regel zwar etwas länger als sonst, aber sicher nicht die eigentlich notwendigen zwanzig Stunden schlafen. Durch den normalen Schlaf können wir das entstandene Regenerationsdefizit also gar nicht beeinflussen. Mit der Zeit scheint es auf noch tiefere Bewusstseins- beziehungsweise Unbewusstseinsebenen abzusinken. Die Erfahrung zeigt, dass hier lediglich über Trance neuerlich ein Zugang gefunden werden kann, der zu einer Auflösung des Defizits führt.

Die Vorgehensweise ist einfach. An einem freien Tag nimmt man sich eine CD mit einer geführten Meditation, die sinnvollerweise Bezug zu einem belastenden Problem hat oder ein Thema anvisiert, das im Augenblick von Bedeutung ist. Man legt sich zum Hören der CD hin und gleitet wie von selbst in Trance. Dabei wird man nach kurzer Zeit, wahrscheinlich noch während der Tranceeinleitung, einschlafen, was in diesem Fall günstig, ja beabsichtigt ist. Sobald man wieder aufwacht, drückt man neuerlich auf die Starttaste des Abspielgeräts und beginnt die Reise von vorn. Schon bald, aber wahrscheinlich etwas später als beim ersten Hördurchlauf, wird man wieder einschlafen und erst nach Ende des gewählten Programms aufwachen. Dann wiederholt man diesen Wechsel von Trance, Einschlafen, Aufwachen so lange, bis man einmal die ganze Reise absolvieren kann, ohne einzuschlafen.

Aller Wahrscheinlichkeit nach ist das Schlafdefizit nun verschwunden – oder besser: herausgeschlafen. Das kann zuweilen einen ganzen Tag in Anspruch nehmen, aber der Einsatz lohnt sich. Wenn man sich zum Schluss so frisch und offen fühlt wie seit langem nicht mehr, wird man erst wahrnehmen, wie belastend das Schlafdefizit

war. Die Trance sorgt auf ihre Weise dafür, dass man schlafend jene Ebenen erreicht, wo das Regenerationsdefizit besteht.
Und natürlich liegt in diesem Defizit wie in jedem Symptom wieder eine Chance zu Wachstum, die man nutzen kann. Bei dieser Gelegenheit wird einem das gewählte Thema durch die häufige Wiederholung wirklich unter die Haut gehen und so in der Tiefe des Bewusstseinsraumes weiterwirken und für Lösungen sorgen.

Wie man sich bettet…

Da wir ein Drittel unseres Lebens schlafend verbringen, sollten wir in die Gestaltung des Schlafgemachs großzügig investieren und bei Betten, Matratzen und Zudecken sorgfältig auswählen. Eigentlich kann der Raum der Ruhe und Stille nicht genug Aufmerksamkeit bekommen. Zum Glück ist im Schlafzimmer außer einem wirklich guten Bett wenig anderes notwendig. Dies gilt umso mehr, wenn man sich seiner tieferen Bedeutungsschichten erinnert: Das Bett ist wie der Mutterleib der ideale Ort der Regression. Der Mutterleib diente zu Beginn des Lebens vor allem dem entspannten Wachsen, während das Bett dann zum wichtigsten Regenerations- und Reparaturplatz des Lebens wird. Wo Aspekte wie Jungbrunnen, Reparaturwerkstätte und Ort des seelischen und körperlichen Wachstums zusammenkommen, müssten wir viel mehr Achtsamkeit und Wohlwollen investieren, als es bisher geschieht.

Die Ausrichtung des Bettes

Von Bedeutung ist die Ausrichtung des Bettes, denn es besteht ein Zusammenhang zwischen Schlafqualität und Schlafrichtung. Ähnlich wie die Erde ist auch der Mensch von einem elektromagnetischen Feld umgeben. Empfehlenswert ist, mit dem Kopf Richtung Norden und den

Füßen Richtung Süden zu schlafen und damit das eigene Feld mit dem der Erde in Übereinstimmung zu bringen. Als Folge wird man rascher einschlafen und längere Traumphasen haben. Außerdem verlängert sich die erste Tiefschlafphase, und man erwacht erholter.

Erdstrahlen

Das bereits für Lärm Gesagte gilt für Erdstrahlen in noch stärkerem Ausmaß. Sehr häufig finden wir zum Beispiel bei Krebspatienten einen diesbezüglich gestörten Schlafplatz. Nun soll hier keinesfalls der naive Glauben weiterverbreitet werden, Erdstrahlen und andere Störfelder würden Tumore verursachen. Es ist viel eher so, dass bestimmte Menschen dazu neigen, sich bevorzugt an gestörten Plätzen niederzulassen, wo sie dann die Chance haben, ihr Thema in Krankheitsform zu bearbeiten. Insofern wäre es aber natürlich gut, schon im Vorfeld darauf zu achten, wozu ich neige und wo und wie ich mich bette.

Sensitive Menschen können entsprechende Wohnungsdiagnosen stellen und beratend Hinweise für den günstigsten Bettplatz geben. Ein Bett umzustellen oder von Anfang an richtig zu platzieren ist noch immer der einfachste Weg und allen Abschirmvorrichtungen vorzuziehen.

Bei starkem Elektrosmog ist es möglich, das Problem durch Netzfreischalter technisch zu lösen. Bei Neubauten wäre daran zu denken, überhaupt auf 24 Volt Gleichstrom aus der eigenen Solaranlage zu wechseln, wodurch sich störende Felder gar nicht erst aufbauen können. Elektrosmog ist an einigen Schlafstörungen schon deshalb mitbeteiligt, weil er neueren Forschungen zufolge die Melatoninproduktion im Organismus hemmt.

Radiowecker und Babyphon verursachen viel Elektrosmog. Direkt neben dem Kopf postiert, sind sie geradezu die Karikatur einer gesunden Schlafsituation.

Ein besonderes Problem ist das Telefon auf dem Nachttisch. In den meisten Fällen zeugt es lediglich von einer Überschätzung der eigenen Wichtigkeit. Selbst wo es zwingend notwendig ist, zum Beispiel bei Ärzten im Bereitschaftsdienst, geht von ihm eine im psychischen Sinn bedrohliche Atmosphäre aus. Seine Art zu wecken ist in der Regel brutal und könnte durch die Wahl eines melodischen Klingeltons, der möglichst leise eingestellt ist, entschärft werden.

Als Masochist kann bezeichnet werden, wer das Handy aus Nächsten- beziehungsweise Partnerliebe am Körper trägt – in der Vibrationsfunktion. Handystrahlungen sind wir heute weitestgehend hilflos ausgeliefert – jedenfalls im Hinblick auf die Sendemasten. Dass sie negative Einflüsse auf unsere Gesundheit und den Schlaf haben, wird immer wahrscheinlicher.

Bei sehr empfindlichen Menschen ist sogar zu erwägen, ob sie im Schlaf nicht lieber auf Quarzuhren, deren innerer Quarzkristall mit hoher Frequenz schwingt, verzichten sollten. Zwar ist unklar, ob diese elektromagnetischen Felder wirklich störend sind, aber der Aufwand, die Armbanduhr in der Nacht abzulegen, ist gering, und sicher ist sicher.

Chemische Schadstoffe

Chemiewolken haben ebenfalls nichts im Schlafzimmer verloren. Hier wäre zu empfehlen, konsequent auf ökologisch verträgliches Material, am besten natürlich schon beim Bau, in jedem Fall aber bei der Einrichtung zu achten. Reine Schafschurwolle soll zum Beispiel giftige Ausdünstungen im Schlafzimmer um bis zu achtzig Prozent neutralisieren.

Genügend Wärme

Je mehr frische Luft im Schlafraum, desto besser fühlt man sich – sofern man noch genügend Eigenwärme produzieren kann und nicht krank oder geschwächt ist. Zug ist dagegen vielen Menschen unangenehm und zu vermeiden.

Die Temperatur darf beim Schlafen ruhig niedrig sein und sollte etwa 18 Grad betragen, sofern die Bettatmosphäre trocken und warm bleibt. Zu bedenken ist aber, dass der Organismus im Schlaf und während der Nacht ein größeres Wärmebedürfnis hat. Die meisten Menschen frieren nachts leichter als am Tag, was auch mit psycholo-

gischen Themen im Hinblick auf die unbewusst als bedrohlich empfundene Dunkelheit zu tun haben mag.
Auch hier gilt es, die eigene Temperatur zu finden. Ein kaltes Schlafzimmer ist durchaus kein Muss, und niemand sollte für die angebliche Gesundheit frieren. Kälteempfindungen führen leicht zu Verspannungen, die wiederum den Schlaf stören. Zu hohe Temperaturen fördern andererseits das Schwitzen, das zum Abdecken und so sekundär auch wieder zum Frieren führt. Paare mit verschiedenem Temperaturempfinden können sich gut über die Wahl unterschiedlicher Materialien bei den Bettdecken helfen.
Allerdings ist die Raumtemperatur nur die eine Seite. Feuchtkalte Wände wie etwa schlecht isolierte Außenwände haben über ihre deutlich spürbare Kälteabstrahlung einen die Schlafqualität drastisch mindernden Einfluss und können eine äußerst unangenehme Atmosphäre verbreiten. Sie sind von daher als Bettplatz zu meiden. Am besten eignet sich die wärmste Innenwand für das Kopfende, bei einem Mindestabstand von einem Meter vom Fenster zur Vermeidung störender Zugluft. Allerdings kann hier der Wunsch hinzukommen, den Kopf nach Norden zu »orientieren«, und schon ist wieder ein Kompromiss gefragt.

Gute Belüftung

Günstig ist ein Raumklima mit einer Luftfeuchtigkeit von etwa fünfzig Prozent. Zu geringe Luftfeuchtigkeit ließe sich mit entsprechenden Geräten abwenden, wobei hier

sowohl die Gefahr des Elektrosmogs als auch eine etwaige Lärmbelästigung zu bedenken wäre, um nicht vom Regen in die Traufe zu kommen. Dasselbe gilt für viele gut gemeinte Maßnahmen nach der Feng-Shui-Lehre. Wenn das Pumpengeräusch das Wasserplätschern übertönt, ist die an sich gute Idee eines Zimmerbrunnens gleich mit zwei Störquellen verbunden: Lärm und Elektrosmog.
Die Belüftung des Schlafzimmers kann gut auch während des Tages geschehen. In der Nacht muss das Fenster dann nicht unbedingt geöffnet sein, vor allem wenn äußere Lärmquellen stören.

Pflanzen und Tiere

Während manche behaupten, Pflanzen und Tiere hätten im Schlafraum nichts zu suchen, fühlen sich andere in ihrer Gegenwart erst wohl und entspannt. Beide können für ihren Standpunkt gute Gründe vorbringen. Es gilt also abzuwägen.
Bei den Pflanzen ist der Kompromiss einfach. Sie sind nachts ruhig, und wo durch ein offenes Fenster für genug Frischluft gesorgt ist, erübrigt sich die Diskussion.

Feng Shui

Es lassen sich auch subtile Methoden wie das chinesische Feng Shui einsetzen, um lebensfördernde Felder zu schaffen. Allerdings würde ich immer dazu raten, bei so fremden Systemen zuerst einmal den Sinn dahinter zu ergründen. Es wäre auch an der Zeit, sich auf die eigenen Wurzeln zu besinnen und eine Verbindung zwischen Ost und West zu schaffen.

Wer sein Schlafzimmer im Hinblick auf seine eigenen Bedürfnisse gestaltet – im Einklang mit seinem Wesen und mit Offenheit für die Seelenbilderwelten, die er von diesem Raum aus bereisen will –, kann kaum fehlgehen. Manch einer wird Weite und Offenheit brauchen, um weite Reisen in sich anzuregen. Andere werden eher eine Höhle bevorzugen, um sich geborgen und sicher zu fühlen. Die konkrete Raumgestaltung hängt von der eigenen Bewusstheit und Wahrnehmung ab.

Das richtige Bettmodell finden

Bei der Wahl des Bettes gibt es neben individuellen Erwägungen einige grundsätzliche Dinge zu beachten. Wichtig wäre als Erstes, sein Nachtlager nicht direkt auf dem Boden aufzuschlagen. In der Entwicklung vom Boden auf eine gewisse Höhe eines anatomisch gestalteten Bettes liegen große Chancen. Die Forderungen der Fachleute, als da wären vor allem Orthopäden und einige wenige Schlafforscher, laufen außerdem übereinstimmend darauf hinaus, dass unsere Wirbelsäule im Liegen dieselbe Haltung bewahren sollte wie im Stehen. Daran müssen sich vom gesundheitlichen Aspekt die verschiedensten Bettsysteme messen lassen.

Im besten Fall führt die Unterlage zu einem nächtlichen Trainingseffekt im Sinne der Mobilisation mit einer milden Streckung der Wirbelsäule in ihrer Längsachse. In dieser Hinsicht, auch in puncto Funktionalität und Liegekomfort, ist der Lattenrost ein großer Fortschritt. Er ermöglicht der Wirbelsäule, sich auch im Liegen in ihrer angestammten Form zu halten, sofern er mit einer guten, das heißt möglichst punktelastischen Matratze kombiniert wird. Punktelastizität bedeutet, dass eine Schlafunterlage nur genau am Punkt der Belastung nachgibt und nicht auf breiter Fläche oder gar im Ganzen. Sie sollte aber auch nicht nachschwingen.

Empfehlenswerte Modelle nehmen den Auflagedruck des Körpers auf und verteilen ihn. Sie geben aber nicht einfach nur passiv nach, sondern leisten auch einen gewissen Gegendruck, sodass sich der Körper gestützt und gehalten fühlt. Besonders im Lendenbereich wird dies bei längerem Liegen wichtig. Etwas so Lebendiges wie die Wirbelsäule braucht gleichsam lebendige Bettsysteme, die die Fähigkeit haben, mit dem Gewicht des Körpers geradezu spielerisch fertig zu werden, und die nicht nur die Wirkung nach unten weitergeben, sondern von sich aus auch nach oben unterstützen.

Im Laufe der Zeit hat sich der alte einfache Lattenrost erheblich gewandelt und ist immer wieder verbessert worden. Heute gehen viele davon aus, dass ein guter Unterbau, wie in diesem Fall der Lattenrost, wichtiger ist als die Matratze selbst und lediglich dünne Auflagen erfordert, die seine Funktionen nur wenig gedämpft weitergeben. Andererseits kann eine ideale Matratze wie etwa die nach Dr. Lanz (Firma Sembella, Adresse siehe Anhang) auch aus jedem Bett ein Paradies machen. Noch besser wäre es, wiegend Schlaf zu finden. Wenn

Kinder nicht einschlafen können, werden sie in vielen Gegenden bis heute in Wiegen gelegt, sanft geschaukelt und in den Schlaf gesungen. Die moderne Schlafforschung hat herausgefunden, dass eine gleichförmige rhythmische Stimulation des im Innenohr gelegenen Gleichgewichtsinns schlafanbahnende Wirkung hat. Bei genauerer Analyse zeigte sich, dass die vom Thalamus, einer zentralen Gehirnstruktur, induzierte elektrische Hirnaktivität, die wir mittels EEG messen, durch rhythmische Wiegeprozesse synchronisiert wird. Synchrone Aktivität beider Gehirnhälften ist ein positives Zeichen in Bezug auf Einschlafen. Das Hauptproblem aber, das Kinder und Erwachsene um ihren Schlaf bringt, ist wohl der Mangel an natürlichen Rhythmen im Leben. Bei Kindern wird das Defizit lediglich besonders deutlich. Ihr Bedürfnis nach Rhythmus ist so stark ausgeprägt, dass sie bei jeder Gelegenheit nach Schaukeln verlangen und auf dem Spielplatz alles lieben, was sie in irgendeiner Weise zu rhythmischem Mitschwingen bringt.

Zwischen dem Bedürfnis nach lebendigem Rhythmus während der Nacht und unseren begrenzten zeitlichen Möglichkeiten und der noch fehlenden Fähigkeit, Rhythmus von Maschinen produzieren zu lassen, kann eine Schweizer Erfindung namens Sleepy helfen (Informationen über Heilkundeinstitut, Adresse im Anhang). Sie wurde zuerst für Kinder erdacht und besteht aus vier kleinen himmelblauen Scheiben. Diese werden unter die Pfosten des Kinderbettes gelegt und vermitteln durch ihre aus Ringen bestehende besondere Konstruktion himmlisch schwingende Erfahrungen im Reich der Träume. Das Prinzip von Sleepy beruht darauf, den Schlafenden in dessen eigenem Rhythmus schwingen zu lassen, indem das Zusammenspiel seines Atem- und Herzrhythmus zur Grundlage einer sanften Bewegung wird. Das mag beinahe nach einem Perpetuum mobile klingen, denn hier wird ohne Energieverbrauch etwas sehr Schwaches deutlich verstärkt. Erfreulicherweise haben die positiven Erfahrungen mit dem Sleepy-System bei Kindern zu der Entwicklung einer Variante für Erwachsene geführt, deren Prototypen zu den kühnsten Hoffnungen Anlass geben.

Bettgröße und Betthöhe

Die richtige Bettgröße ist weitgehend Geschmackssache, aber gewisse Mindestmaße sollten nicht unterschritten werden:

An Kopf- und Fußende sorgen im Idealfall mindestens 10 Zentimeter für genügend Kopf- und Beinfreiheit.

Bei der Breite sind die Bettenhersteller in der Regel sehr großzügig und empfehlen zum Teil für das Einzelbett mindestens 140 Zentimeter. Dies gilt aber vielen Schläfern schon als bequemes französisches Bett.

Die Empfehlung für ein Doppelbett von 180 Zentimeter Breite zielt schon auf ein Modell, wo man wirklich seine Ruhe vor dem anderen hat nach dem Motto: »Ein wenig getrennt schläft es sich gemeinsam doppelt so gut.«

Die Erfahrung zeigt, dass es sich im Doppelbett auf zwei getrennten Rahmen und Matratzen, die durch ihre Nähe dennoch ein gemeinsames Bett bilden, dauerhaft am besten schläft.

Auch zur idealen Betthöhe gibt es bei aller Individualität erprobte Erfahrungswerte. Bezüglich Lüftung und Bequemlichkeit haben sich Höhen zwischen 40 und 60 Zentimetern am besten bewährt.

Matratzen müssen gepflegt werden

Keine Matratze lebt ewig, und so schlafen viele auf toten oder doch scheintoten Matratzen. Mit der Zeit sinken alle und besonders die natürlichen Gewebe in sich zusammen. Durch eine permanente gleichförmige Belastung wird eine Matratze einseitig abgenutzt, deshalb sollte sie ab und zu umgedreht werden. Ein Futon ist täglich aufzurollen.

Matratzenbezüge müssen zur Reinigung abnehmbar sein. Im Idealfall haben sie Griffe, um die Matratze leichter umdrehen zu können. Das Material ist Geschmackssache. Aber wenn man sich überlegt, wie viel Kontakt man mit dieser Art von Unterwäsche hat, wäre es naheliegend, nicht ausgerechnet an dieser Stelle zu sparen. Edle Materialien wie die bewährte Mischung aus Seide und Wolle wäre in die engere Wahl zu ziehen. Diese Mischung ist angenehm für die Haut, leitet Schweiß sehr gut ab und ist sehr strapazierfähig. Wer leicht friert oder zu starkem Schwitzen neigt, ist mit reiner Schurwolle allerdings besser beraten, weil sie noch saugfähiger ist als Baumwolle oder Seide und die Temperatur besser ausgleichen kann.

Moderne Matratzen mit Modulsystemen sind auf verschiedene Körperregionen unterschiedlich einstellbar

und im Schulterbereich von anderer Steifheit als im Lendenbereich. Sie müssen sorgfältig ausgesucht und belegt werden, da sich sonst ihr sinnvoller Effekt ins Gegenteil umkehren kann.
Selbst hochwertige Matratzen sind nach etwa zehn Jahren auszuwechseln, weil sie in der Regel ihre Stützfunktion dann weitgehend verloren haben. Für eine gute Nachtruhe sollten Sie Folgendes vermeiden:

- Matratzen als Erbstücke: Bettgestelle und schlimmstenfalls auch noch die Matratzen als Erbstücke zu betrachten gehört zu den Todsünden des Schlafens. Man lässt die Wirbelsäule notgedrungen auf bereits von den Vorfahren ausgeleierten Rahmen und durchgelegenen Matratzen hängen und leiden.

- Alte Löcher: Wer auf einer alten, ausgeleierten, gar geerbten oder Secondhand erworbenen Matratze in einem Loch liegt, sollte in jedem Fall dafür sorgen, dass er dort herauskommt.

- Zu weiche Betten: Gleiches gilt für zu bequeme, das heißt zu weiche Unterlagen sowie für falsch verwendete Hängematten. Wer die Hängematte in ihrer Längsachse nutzt, hängt darin durch wie in einem Sack und wird auch im übertragenen Sinn mehr Durchhänger haben, als ihm lieb sein kann. Menschen, die täglich Hängematten benutzen, legen sich quer und haben dann eine relativ gute Chance, ihren Rücken in Ordnung zu halten.

- Zu harte Betten: Auf starren, extrem harten Unterlagen wird sich die Wirbelsäule notgedrungen verbiegen und kann sich nicht sinnvoll regenerieren. Dann muss sich der Körper dem Bett anpassen, statt dass das Bett dem Körper dient.

- Schieflage: Bei verstellbaren Betten liegt die Gefahr darin, zu viel des Guten zu tun. Für einen Asthmatiker oder Schnarcher mag es angenehm sein, das Kopfteil etwas zu erhöhen. Für Menschen mit gestauten Venen und belastetem oder geschwächtem Kreislauf kann es Wunder wirken, das Fußende leicht zu heben. Falls die Fersen jedoch höher liegen als der Kopf, schlägt die Wirkung ins Gegenteil um, was sich in Kopfschmerzen und Stauungssymptomen äußern kann.

Bettdecken

Die bisher beschriebenen Gesichtspunkte zu Verarbeitung und Material von Bettgestell und Matratze gelten auch natürlich auch für die Wahl der Decken und Kissen. Einerseits wollen wir Wärme und Geborgenheit im Sinne der möglichst naturgetreuen Nachbildung des Mutterleibes. Andererseits soll die Nacht unbeschwert und der Schlaf erhebend sein, und wir wollen beschwingt und leicht erwachen. Regressionswunsch und Regenerationsbedürfnis müssen gleichermaßen befriedigt werden.
Von alters her haben Menschen sich mit Federkissen warme und zugleich leichte Zudecken geschaffen. In alten

Zeiten besaßen all diejenigen, die es sich leisten konnten, zwei Zudecken für die verschiedenen Jahreshälften. Die Feder- oder Daunenbetten der kalten Jahreszeit enthielten mehr Füllung als die leichteren und luftigeren der warmen Hälfte des Jahres. Ein Kompromiss war, die billigere Sommerdaunendecke im Winter durch eine Wolldecke zu ergänzen.
Ähnlich wie die Futons morgens aufgerollt werden müssen, sollten Feder- und Daunenbetten täglich aufgeschüttelt werden. Früher wurden sie zum Lüften auch noch oft aus dem Fenster gehängt. Alle paar Jahre müssen sie gereinigt und überarbeitet werden, um ihre Qualität lange zu bewahren. Dass Bezüge häufiger zu reinigen sind, versteht sich von selbst.
Mit Schafwolle gefüllte Zudecken können – entsprechend ungesteppt verarbeitet – ebenfalls viel Luftigkeit vermitteln. Für Menschen, die zum Schwitzen neigen, hat Schafwolle den Vorteil unübertroffener Saugfähigkeit, ohne dabei Kältegefühle heraufzubeschwören. Gleichzeitig verhilft sie denen, die leicht frieren, schnell zu gleichbleibender Wärme.

Kopfkissen

Das Kissen sollte grundsätzlich die Funktion haben, die empfindliche, weil sehr bewegliche und im Vergleich zur Lendenwirbelsäule nicht annähernd von so vielen Muskeln flankierte Halswirbelsäule zu unterstützen und zu schützen, sodass die ganze Wirbelsäule auch im Schlaf ihre natürliche Doppel-S-Form beibehalten kann. Eine

normale und sinnvolle Kopfkissengröße liegt bei 40 mal 80 Zentimetern.
Übertrieben dicke Kopfkissen sind häufig anzutreffen und entstammen letztlich wohl dem Wunsch, auch schlafend noch den Kopf oben zu behalten. Mit dem Schlaf gehen wir jedoch in die Regression, das heißt, wir ziehen uns auf Zeiten zurück, in denen der Kopf noch auf einer Ebene mit dem Rest agierte, wie es in der Babywelt zu Beginn und in der Tierwelt allgemein der Fall ist. Je höher wir unser Haupt, das sich immer mehr zur Hauptsache emporgearbeitet hat, betten, desto deutlicher hintertreiben wir die Regression und damit letztlich auch die Regeneration im Schlaf. Insofern kommt dem Kopfkissen bei vielen Schläfern in erster Linie als Verhinderer Bedeutung zu.
Andererseits darf das Kissen auch nicht übertrieben flach sein, denn es soll ja dem Kopf genügend Halt, eine gewisse Sicherheit und jedenfalls ausreichend Geborgenheit geben. All das kann es weitgehend in einer Ebene mit dem Körper schaffen. Ein ideales Kopfkissen wird in jeder Körperlage den natürlichen Verlauf der Wirbelsäule dahingehend unterstützen, dass es weder zu Verschiebungen oder gar Verrenkungen der Halswirbelsäule noch zu Verspannungen im Bereich der Halsmuskulatur kommt.
Für die Materialien, aus denen das ideale Kopfkissen besteht, gilt Ähnliches wie für die Zudecke – wobei trotz aller Ansprüche an weiche, warme Gemütlichkeit darauf zu achten wäre, dass die Feuchtigkeit schnell abtransportiert werden kann und dass weder die Atmung behindert noch der Kopf zu warm wird. Ein Schwitzen am

Hals, durch das häufig Verspannungen entstehen, sollte vermieden werden. Wird die Feuchtigkeit nicht schnell genug vom Kopfkissen aufgenommen, kühlt die Haut durch Verdunstung ab. Mit ihr ziehen sich die darunter liegenden Muskeln zusammen. Dies kann sich bei empfindlichen Schläfern schnell in schmerzhafter Nackensteifheit äußern.

Bettwäsche

Als Bettzeug könnte man vor allem für den Sommer an Seide oder Satin denken, die beide ein angenehmes Gefühl von kühler Glätte vermitteln. Eine angenehme Hautempfindung bietet auch die Mischung aus Baumwolle und Seide und natürlich die Baumwolle selbst. Manche schwören im Winter auf Bettwäsche aus Flanell, das andere wiederum auf der Haut juckt und nervös macht.

Baumwolle ist wohl das überwiegend genutzte, weil bewährte Material für Bettwäsche jedenfalls in der kälteren Jahreszeit.

Als Material für Bettwäsche ist Kunststoff eigentlich nicht geeignet, es sei denn, Allergien zwingen dazu. Sein Effekt auf der Haut ist ähnlich zu bewerten wie bei Kleidung aus Kunstfasern. Man denke nur an die rasch einsetzende Geruchsbelästigung und die statische Aufladung der Kunststoffe.

Sich in den Schlaf wiegen

Die Entwicklung von Schlafräumen, Betten und Matratzen zeigt die gleiche Tendenz, die die Menschheit genommen hat: weg von der Erde hinauf zum Himmel. Es ist eine Tendenz, die auch alle Hochreligionen und Traditionen empfehlen. Die schweren Materialien wurden durch immer leichtere und am besten federleichte ersetzt. So war der flexible Lattenrost natürlich ein enormer Vorteil gegenüber dem harten Lager auf nacktem Boden, und die Hängematte stellte einen großen Sprung nach vorn und in die Höhe dar. Das schwebende Bett ist der momentan letzte große Entwicklungssprung. Es nutzt die Schwerkraft und balanciert den Schwingschläfer sensibel im Gravitationsfeld der Erde. Die Schwerkraft ist eine große Ordnungskraft in unserem Leben. Sich ihr so bewusst auszuliefern und sich auch aktiv auf sie einzustellen scheint eine große Hilfe für den gesunden Schlaf und darüber hinaus bei der Bewältigung des Lebens zu sein. Der Tanz des eigenen Lebens kann so beschwingter werden und schwebender, weil sich leichter nimmt, wer sich leichter fühlt. Ihm wird auch leichter zufallen, ja zufliegen, was er sich wünscht, weil er – auf leichten Schwingen unterwegs – weniger Widerstand kennt und weniger Widerstand auslöst.
Das Nachlassen des im Leben erfahrenen Widerstandes ist aber das beste Maß für die Bewusstseinsentwicklung in Richtung Befreiung, Erleuchtung oder wie immer man

diese Erfahrung des Himmelreiches nennen mag. Alle Traditionen gehen übereinstimmend davon aus, dass sie das Ziel des menschlichen Lebens ist. Auf welchem Weg wir ihn anstreben mögen oder auch wenn wir das gar nicht bewusst tun, können wir diesem begnadeten Zustand doch jede Nacht näher kommen, wenn wir uns beschwingt in die traumhaften Welten transzendenter Erfahrungen wiegen lassen.

Anhang

Veröffentlichungen von Ruediger Dahlke

Bücher

Schlaf – die bessere Hälfte des Lebens. Sleeping Wellness für moderne Menschen. Integral, München 2005.

Krankheit als Symbol. Handbuch der Psychosomatik, Symptome, Be-Deutung, Bearbeitung, Einlösung. C. Bertelsmann, München 2000.

Aggression als Chance. Be-Deutung und Aufgabe von Krankheitsbildern wie Infektion, Allergie, Rheuma, Schmerzen und Hyperaktivität. C. Bertelsmann, München 2003.

Das Gesundheitsprogramm. Vital durch Atmung, Bewegung, Ernährung und Entspannung. Hugendubel, München 2004.

Fasten Sie sich gesund. Das ganzheitliche Fastenprogramm. Hugendubel, München 2004.

Entschlacken, Entgiften, Entspannen. Natürliche Wege zur Reinigung. Fasten leicht gemacht. Hugendubel, München 2003.

Die wunderbare Heilkraft des Atmens. Körperliche, seelische und spirituelle Regeneration durch unsere elementare Fähigkeit. (Von Ruediger Dahlke und Andreas Neumann.) Integral, München 2001.

Weitere Buchveröffentlichungen in alphabetischer Reihenfolge:

Arbeitsbuch zur Mandala-Therapie. Hugendubel, München 1999.

Bewusst fasten. Wegweiser zu neuen Erfahrungen. Goldmann, München 1996.

Das senkrechte Weltbild. Symbolisches Denken in astrologischen Urprinzipien. (Von Ruediger Dahlke und Nikolaus Klein.) Ullstein, Berlin 2004.

Das spirituelle Lesebuch. (Von Margit und Ruediger Dahlke.) Knaur, München 2000.

Der Mensch und die Welt sind eins. Ullstein, Berlin 2005.

Der Weg ins Leben. Schwangerschaft und Geburt aus ganzheitlicher Sicht. (Von Margit und Ruediger Dahlke/Volker Zahn.) Goldmann, München 2004.

Die Leichtigkeit des Schwebens. Beschwingte Wege zur Mitte. Heyne, München 2005.

Die Psychologie des blauen Dunstes. Be-Deutung und Chance des Rauchens. (Von Margit und Ruediger Dahlke.) Knaur, München 2000.

Frauen-Heil-Kunde. Be-Deutung und Chancen weiblicher Krankheitsbilder. (Von Margit und Ruediger Dahlke/Volker Zahn.) Goldmann, München 2003.

Gesundheitskarten. Integral, München 2003.

Gewichtsprobleme. Be-Deutung und Chance von Übergewicht und Untergewicht. Knaur, München 2000.

Habakuck und Hibbelig. Eine Reise zum Selbst. Heyne, München 1994.

Herz(ens)-Probleme. Be-Deutung und Chance von Herz- und Kreislaufsymptomen. Knaur, München 1990.

Krankheit als Sprache der Seele. Be-Deutung und Chance der Krankheitsbilder. Goldmann, München 1999.

Krankheit als Weg. Deutung und Be-Deutung der Krankheitsbilder. (Von Thorwald Dethlefsen und Ruediger Dahlke.) Goldmann, München 1998.

Lebenskrisen als Entwicklungschancen. Zeiten des Umbruchs und ihre Krankheitsbilder. Goldmann, München 2002.

Mandalas der Welt. Hugendubel, München 1998.

Meditationsführer. Wege nach innen. (Von Margit und Ruediger Dahlke.) Schirner, Darmstadt 2005.

Reisen nach Innen. Geführte Meditationen auf dem Weg zu sich selbst. Ullstein, Berlin 2004.

Säulen der Gesundheit. Körperintelligenz durch Bewegung, Ernährung und Entspannung. (Von Ruediger Dahlke, Baldur Preiml und Franz Mühlbauer.) Goldmann, München 2001.

Verdauungsprobleme. Be-Deutung und Chancen von Magen- und Darmsymptomen. (Von Ruediger Dahlke und Robert Hößl.) Knaur, München 2001.

Von der Weisheit des Körpers. Interview mit der Gesundheit. Knaur, München 2004.

Woran krankt die Welt? Moderne Mythen gefährden unsere Zukunft. Goldmann, München 2003.

Worte der Heilung. Schirner, Darmstadt 2005.

Heil-Meditationen auf CD

(im Goldmann Verlag)

Allergien – Angstfrei leben – Den Tag beginnen. Meditationen und Bewegung für jeden Morgen (zusammen mit Franz Mühlbauer) – Elemente-Rituale – Entgiften, Entschlacken, Loslassen – Frauenprobleme. Heilungsrituale und weibliche Archetypen (zusammen mit Margit Dahlke) – Hautprobleme – Heilungsrituale – Herzensprobleme (hoher Blutdruck, Infarkt) – Ich bin mein Lieblingstier. Entspannung und Fantasie für Kinder – Der innere Arzt. Aktivierung der Selbstheilungskräfte – Kopfschmerzen – Krebs. Aktivierung der Selbstheilungskräfte – Lebenskrisen als Entwicklungschancen – Leber – Märchenland. Entspannung und Fantasie für Kinder – Mandalas. Wege zur eigenen Mitte – Mein Idealgewicht – Naturmeditation. Der Mensch und die Erde sind eins – Niedriger Blutdruck – Partnerbeziehungen – Rauchen – Rückenprobleme – Schattenarbeit. Befreiung von Zwang und Schuld – Schlafprobleme – Schwangerschaft und Geburt – Selbstheilung – Selbstliebe – Tiefenentspannung zur Synchronisierung beider Gehirnhälften – Tinnitus und Gehörschäden – Visionen. Den eigenen Weg finden

(im Integral Verlag)

Schlaf, die bessere Hälfte des Lebens – Erquickendes Abschalten mittags und abends – Die Leichtigkeit des Schwebens

(im Rhythmusverlag,
Hofmarkstr. 27, D-84381 Johanniskirchen,
Tel.: 0 85 64 - 94 07 47,
E-Mail: info@rhythmusverlag.de)
Leberprobleme – Sucht und Suche – Verdauungsprobleme – Traumreisen – Die vier Elemente

CDs mit Begleitbuch

(im Goldmann Verlag)
Angstfrei leben – Entgiften, Entschlacken, Loslassen – Mein Idealgewicht – Rauchen – Tinnitus und Gehörschäden

Vorträge und Tagesseminare von Ruediger Dahlke auf MC und Video

erhältlich über

Auditorium Netzwerk
Hapsbergstraße 9a, D-79379 Müllheim-Baden
Telefon: 07631-17 07 43
E-mail: info@auditorium-netzwerk.de

Adressen

Schiele-Kreislaufgerät

- Fritz Schiele Bäder-Fabrik GmbH, Industriestraße 16b, D-25462 Rellingen, Telefon: 0 41 01-3 42 39, Internet: www.schiele-baeder.de

Bettsysteme

- Hüsler-Nest AG, Murmeliweg 6, CH-4538 Oberbipp, Telefon: +41-32-6 36 53 60, Internet: www.huesler-nest.ch
- Lattoflex, Thomas GmbH, Walkmühlenstraße 93, D-27432 Bremervörde, Telefon: 0 47 61-97 90, Internet: www.lattoflex.de
- Samina Produktions- und Handels GmbH, Obere Lande 7, A-6829 Frastanz, Telefon +43-55 22-5 35 00, Internet: www.samina.at / Samina AG, Lindenstrasse 52, CH-9443 Widnau, Telefon +41-71-7 30 03 35, E-Mail: samina-ch@bluewin.ch
- Sembella, Schlaraffiastraße 1-10, D-44867 Bochum, Telefax 0 23 27-94 53 44, Internet: www.sembella.de / Sembella Gesellschaft m. b. H., Adlerstraße 35, A-4850 Timelkam, Telefon: +43-76 72-7 96, Internet: www.sembella.at

- Sleepy (für EU-Raum): Heilkundeinstitut, Oberberg 92, A-8151 Hitzendorf, Telefon: +43-316-7 19 88 85, Internet: www.dahlke.at / Info für die Schweiz: info@sleepy.ch
- Wenatex, Münchner Bundesstraße 140, A-Salzburg, Telefon: +43-6 62-2 15 25 00, Internet: www.wenatex-das-schlafsystem.com

Informationen über Seminare, Ausbildungen, Trainings, Vorträge

Heilkundeinstitut GmbH
Oberberg 92
A-8151 Hitzendorf
Telefon: +43-3 16-7 19 88 85
Fax +43-3 16-7 19 88 86
Internet: www.dahlke.at
E-Mail: info@dahlke.at

Informationen über Therapien

Heil-Kunde-Zentrum Johanniskirchen
Schornbach 22
D-84381 Johanniskirchen
Telefon: 0 85 64-8 19
Fax 0 85 64-14 29
Internet: www.dahlke-heilkundezentrum.de
E-Mail: hkz-dahlke@t-online.de

Register

T

U

V

W

Z